元気で賢い子を育てたいなら

子どもがぐっすり眠れる部屋を作りなさい

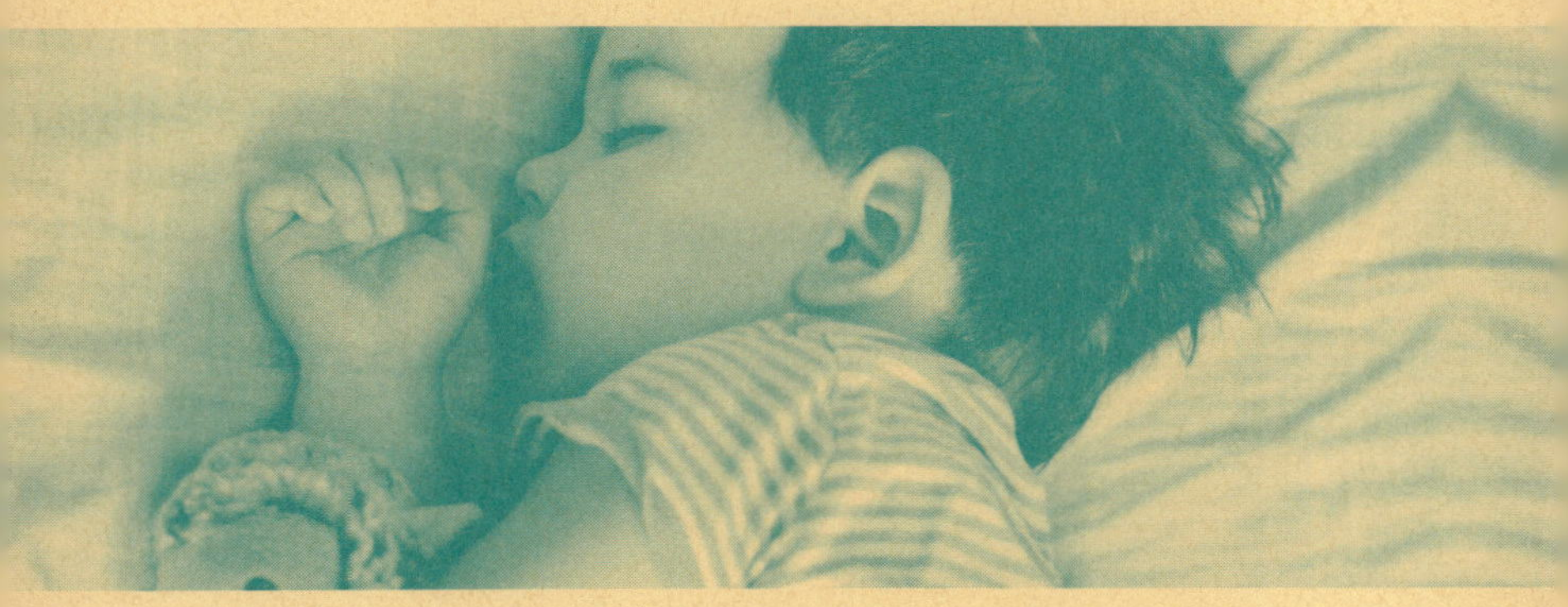

早稲田ハウス社長
金光容徳
［著］

医師
宮崎雅樹
［監修］

アスコム

どんなに長時間寝ても、
「ぐっすり眠れない部屋」で
質の悪い睡眠をしていると、
お子さんの健やかな成長に
悪影響を及ぼす可能性があります。

はじめに

「寝る子は育つ」といいますが、
これは医学的にも証明されている
疑いようのない事実です。

ぐっすり眠れば、成長ホルモンが
たっぷりと出て、お子さんは丈夫に
すくすくと育ちやすくなります。

しかし今、睡眠時間が足りない子どもや
睡眠時間は取れていても

実はぐっすり眠れていないという
「隠れ不眠」の子どもも
増えている、と聞いています。

お子さんがぐっすり眠れていない
大きな要因は寝室の環境にある

と私は考えています。

お子さんの寝室、こうなっていませんか？

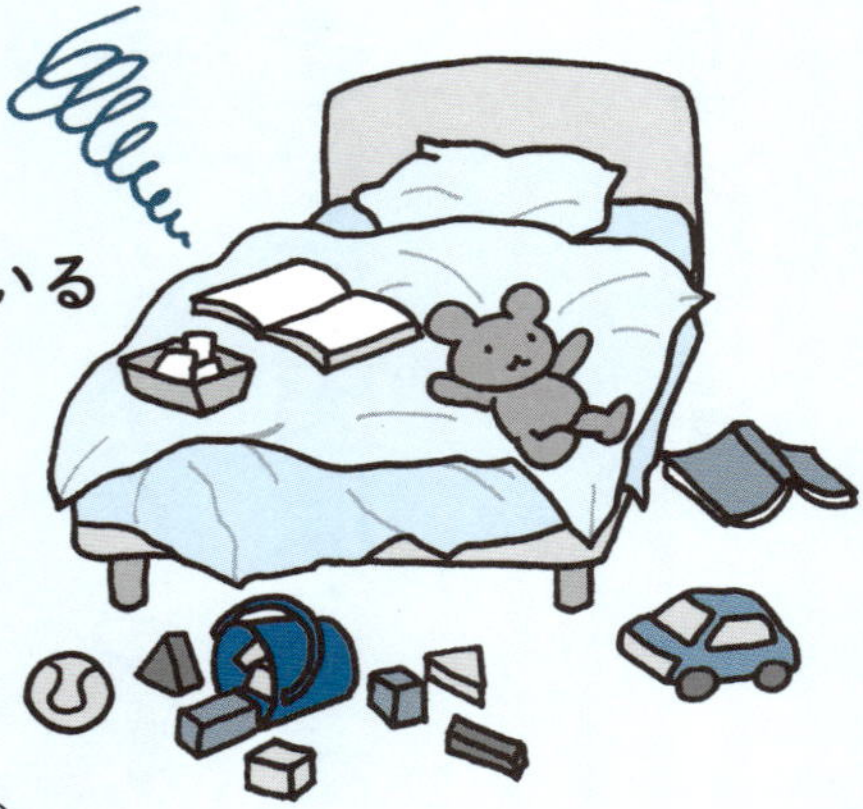

●ものが散らかっている

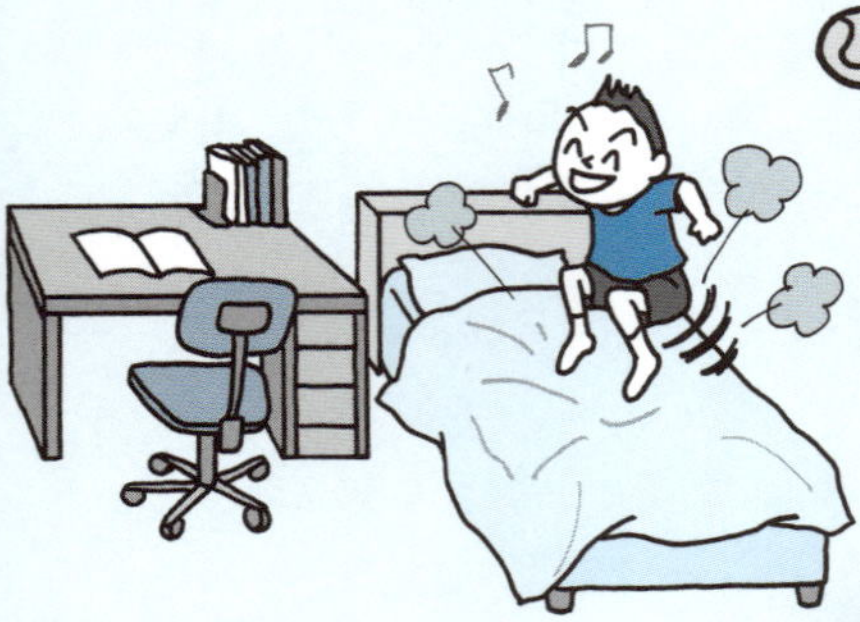

●寝室で勉強したり遊んだりしている

●寝るときにカーテンや雨戸を閉め切っている

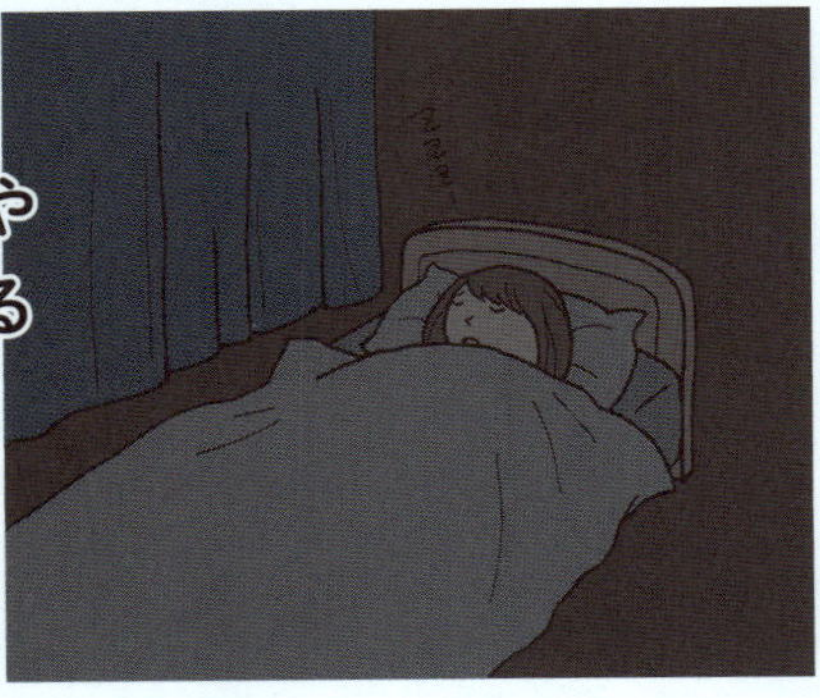

このような寝室だと、
一見、熟睡しているように見えても、実は
ぐっすり眠れていない可能性が高いのです。
健康のため食べ物に気をつかっても
将来のため塾や習いごとに通わせても、
寝室の環境が悪くてよく眠れていないと、
お子さんは次のような
リスクを抱えてしまうのです。

お子さんにこんなリスクが

●学習中の集中力が下がり、
記憶も定着しにくくなって
学力が低下

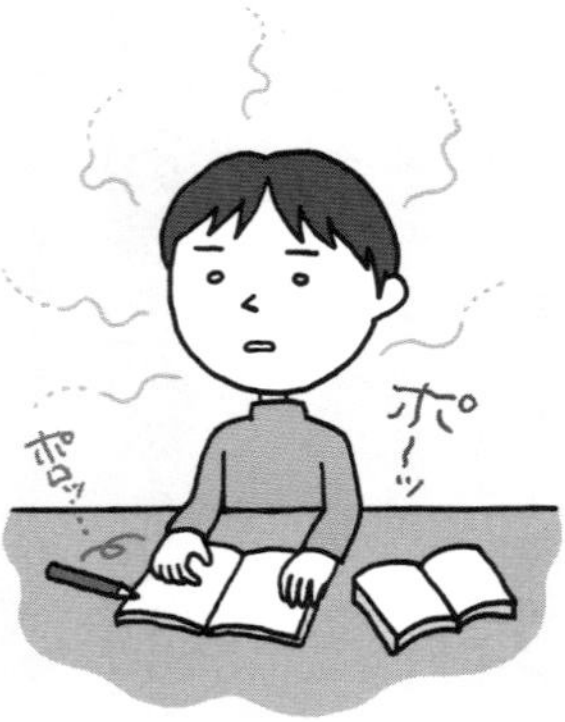

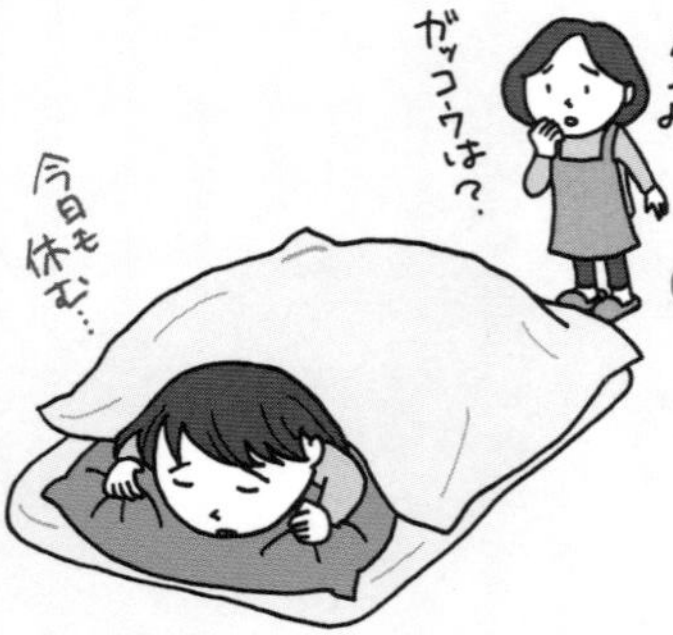

●朝、起きられなくなり、
不登校に

●イライラして怒りっぽくなり、
非行に走りやすい

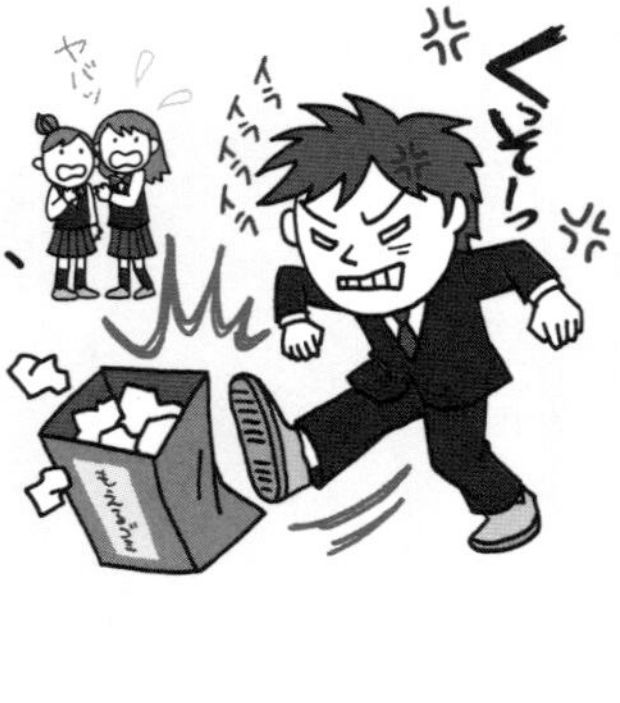

ぐっすり眠れていないと

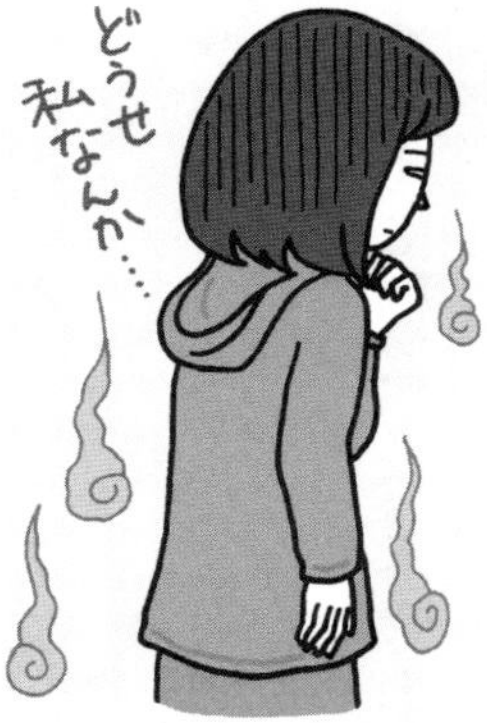

●無気力になり、
前向きな思考をしなくなる

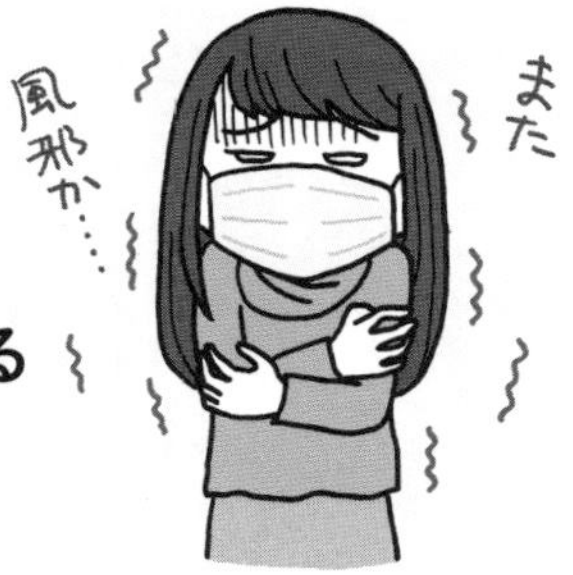

●免疫力が低下し、
病気にかかりやすくなる

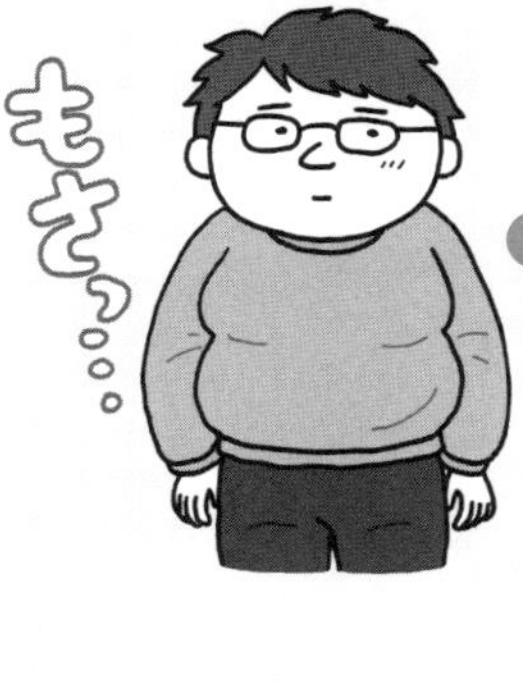

●新陳代謝がうまくいかず
太りやすい体質に

家を提供するというのは、
ご家族全員の人生と深く関わること――。
それゆえに私は、お客様のご事情を丁寧に伺った上で
住宅を提供するよう心がけてきました。
そうした中で、お子さんを大切に思い、
お子さんの健康面や将来に不安を抱えて
いらっしゃる方に、多く出会いました。
そんな方々の助けになりたい――

という思いから、いろいろな文献を見たり
専門家に話を聞いたりしました。
その上で、私にできることは何かと考えて
たどりついた答えが、

「ぐっすり眠れる寝室」を
提供することです。

ありがたいことに、私どもの寝室を試した方に記入して
いただくノートには、次のような感想が書かれています。

「アトピー体質で、肌のトラブルと一年中
戦っているのですが、ここにいると
症状が落ち着き、気持ちも穏やかでいられる
ように感じます」

「すぐに寝ることができ、朝はすっきり
目覚められました」
「ストレスフリーで、仕事や家事の疲れも
忘れられる、いやしの空間でした」

寝室の環境の中で、私が最も大事にしているのは
空気です。ホコリ、カビ、化学物質などが
舞っている空気が、せきやかゆみ、
そして、明確な症状のない体の不調を引き起こし、
眠りを妨げます。そもそも、寝ている間は
その部屋の空気の中で呼吸しています。
体に悪いものを吸い込み続けて、
体にいいはずがありません。

寝室の空気をきれいにして健康な体に！

密閉された寝室では、空気がほとんど入れ替わりません。
寝ている間はその部屋の空気を吸うしかないのです！

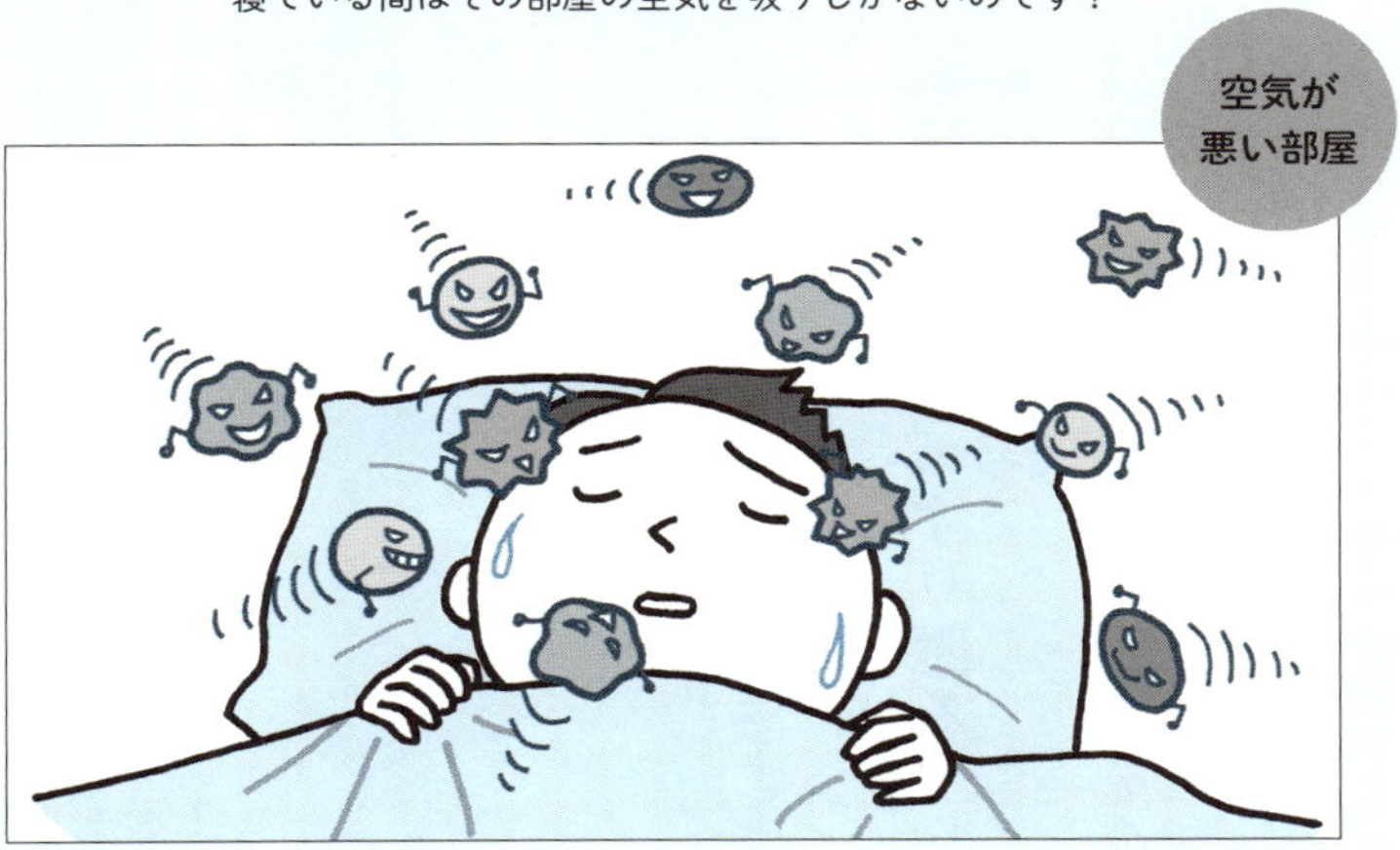

部屋のホコリ、カビ、化学物質など、いろいろなものを吸い込み、眠りも浅く、体も不健康に

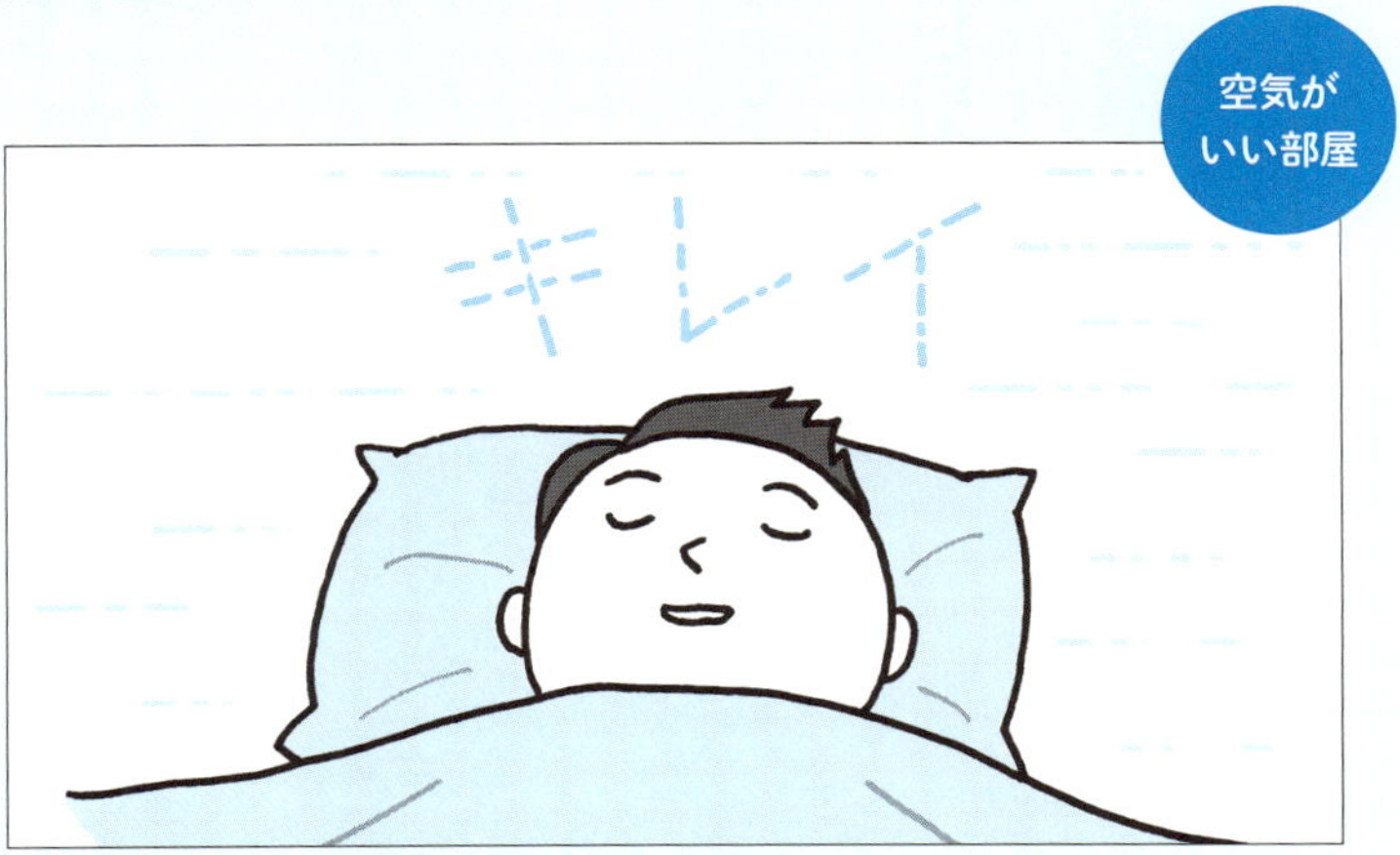

きれいな空気だと、睡眠を妨げるものも、健康を害するものもない

アレルゲンなどの体に悪いものを
いかにして部屋の空気から取り除くか、
それが大切なのです。

空気をきれいにする方法のほかにも、
本書では「ぐっすり眠る」ために必要な
寝室環境作りのポイントを多数紹介しています。
とはいっても私は医者ではありません。

本書でおすすめしているのは、
私が調べたこと、
そして家作りの経験から実感できたことであり、
医学的な裏づけがありませんでした。
そこで、みやざきRCクリニック院長で
睡眠に関する豊富な治療経験をお持ちの
宮崎雅樹先生に監修していただき、
医学的な根拠も十分に示すようにしました。

子育てはやり直しができません。
「なぜ、そうしなかったのか」
「もっとこうしておけばよかった」
……などと将来、後悔しないために、
そして何より、愛すべきお子さんの
健康を、未来を守るために――。

生後間もない赤ちゃんから、
小・中学生、高校生まで、お子さんを持つ

すべての親御さんが、それぞれできる範囲で
本書を参考に、お子さんそして親御さん自身の
「寝室」の環境を見直していただければ幸いです。
その結果、ぐっすり眠れる寝室になれば――。
それは、お子さんだけではなく家族全員の
健康と人生にとってプラスになるはずです。

早稲田ハウス社長
金光容徳

目次

第1章 「ぐっすり眠る子」が元気で賢い子に育つ！

第2章 「ぐっすり眠れる部屋」の作り方

第3章 ぐっすり眠れば、体と心が強くなる

第4章

睡眠時間を削って勉強しても賢くはならない

第5章 寝室と睡眠を変えたら人生がこんなに変わった!(体験談)

第6章 ぐっすり眠るための7つの裏技を大公開

第7章 寝室を変えて家族全員が病気に負けない体になる

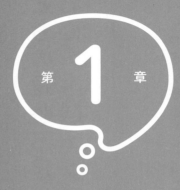

第1章

「ぐっすり眠る子」が元気で賢い子に育つ！

子どもの睡眠不足に親は気づいていない

●「ぐっすり眠る」とはどういうことか？

「寝る子は育つ」と昔からいうように、子どもの健やかな成長と睡眠とは、密接な関係があります。

近年はさまざまな研究結果から、それが医学的にも正しいことがわかってきました。

「子どもが健康面や生活面で困らないようにしたい」

「大人になってから役立つスキルを身につけさせたい」

「将来、本人の夢ややりたいことができるようにしてあげたい」

そんなふうに、お子さんの将来を真剣に考えている方ばかりだと思います。

実際に、いろいろな習いごとをさせたり、子育ての本を読んだりして、実践に移している方も少なくないのではないでしょうか。

しかし、そのような**あなたの努力も、思いも、お子さんがぐっすり眠れていないと、ムダになってしまう可能性があります**。

それは非常にもったいないことです。

では、あなたのお子さんは、ぐっすり眠れていますか？

「うちの子はちゃんと眠っているはず」と思うかもしれませんが、安易にそう思い込むのはよくありません。

ぐっすりと眠れているかどうかは、外から見ただけではわからないのです。

そもそも、「ぐっすり眠る」とはどういうことでしょうか。

私は次のように考えています。

寝床につけば自然と眠くなり、夜中に目覚めることがなく、朝はスッキリと起きられること。

そして日中に眠くなることがなく、集中力が高まり、思い切り活動できて、夜にはまた自然と眠くなること。

こうした健やかな毎日を送れるようになることが、ぐっすり眠ることだと思うのです。


ぐっすり眠れている子どもは、心がとってもリラックスしていて、成長ホルモンがたっぷりと分泌され、頭の中が睡眠中に整理され、免疫力も高まっています。

これらは体の中で起こっていることなので、寝姿や寝顔を見ているだけではわかりません。

もしもあなたのお子さんが、眠るのに少し時間がかかったり、なかなか起きられなかったり、うとうと昼寝をすることが多かったりしたら、それはぐっすり眠れていないサインかもしれません。

大人だけでなく、子どもの不眠が増えている

子どもは放っておいても勝手にぐっすり眠るものではありません。

残念ながら日本は「不眠大国」という不名誉なあだ名がつけられるほど、大人はもちろん、実は子どもも眠れていないのです。

こんなデータがあります。

２０１８年、ＯＥＣＤ（経済協力開発機構）が加盟28カ国と中国、インド、南アフリカをプラスした国の15～64歳（国によって若干の年齢の幅はある）を対象に、平均睡眠時間の調査をしました。

日本はワースト1位の7時間22分。

加盟国平均の8時間25分を、実に1時間以上も下回っていました。

また、２０１０年に行われた乳幼児の睡眠動向を国際比較した調査でも、アメリカ、カナダ、アフリカ、韓国など、調査対象の17カ国の中で、**3歳以下の平均睡眠時間は、日本が最も短かった**のです。

日本人は子どもの頃から、世界的に見ても短い睡眠時間で過ごしている民族だといえるでしょう。

それだけではありません。日本人の睡眠時間は、どんどん短くなっています。

少し古いデータですが、1999年の小（4年生以上）・中学生、高校生の睡眠時間は、1970年より50〜60分ほど短くなっています（「睡眠社会学　学校教育における睡眠障害の問題点」石原金由、2002年）。

2014年には、文部科学省が小学校5年生から高校3年生までを対象に、「睡眠を中心とした生活週間と子供の自立等との関係性に関する調査」を実施しました。それによると、深夜0時以降に就寝すると答えた小学生が3・7％おり、中学生になると22％、高校生では47％という結果が出ています。

このような調査を見る限り、現在は1999年時点よりも、さらに睡眠時間が短くなっているように思えます。

では、子どもはどれだけ眠ればいいのでしょうか。

睡眠の権威が多く所属するアメリカ国立睡眠財団（National Sleep Foudation）と

いう公益団体が、2015年に発表した「各年代にとって望ましい睡眠時間」によると、下の表のとおりです。

いかがでしょうか。あなたのお子さんは、これだけの時間を睡眠にあてられているでしょうか？

●「スヤスヤ」眠っていても、「ぐっすり」眠っているとは限らない！

十分な睡眠時間は、ぐっすり眠るための大事な要素の一つです。

できればこれだけ確保したい子どもの睡眠時間

区分	推奨範囲（時間）	許容範囲（時間）
新生児（0～3カ月）	14～17	11～19
乳児（4～11カ月）	12～15	10～18
幼児（1～2歳）	11～14	9～16
就学前児童（3～5歳）	10～13	8～14
学童（6～13歳）	9～11	7～12
前思春期（14～17歳）	8～10	7～11

しかし時間だけが十分でも、浅い眠りが続いていたり、途中で起きてしまったりしていては、意味がありません。

詳しくは後述しますが、**ぐっすり眠るためには、睡眠時間と睡眠の質（眠りの深さ）の両方が必要**です。

そして結論からいえば、この両方が満たされているかどうかは、親にはなかなか判断できません。

睡眠時間については、親が子どもと同じ部屋で寝ているのであれば、把握できるかもしれません。

しかし別室で寝ていると、子どもが何時に寝て、何時に起きているのかわからなくなってしまいます。

遅くまでベッドの中で遊んでいたり、考えごとをしていたりして、親が見に来そうな気配を感じたら寝たふりをする。

そんな経験が、親であるあなたご自身にもあるのではないでしょうか。

ベッドに入ってはいるけれども、実は頭が覚醒状態ということも、十分に考えられます。


睡眠の質に関しては、親が把握するのはほぼ不可能といっていいでしょう。

夜は親も寝ているわけですから、たとえ子どもが夜中に目を覚ましてしまっても、気がつくことができません。

また、子どもが眠っていても、深い眠りなのか浅い眠りなのかは、専門的な計測機器を使わなければ判断できません。「スヤスヤ眠っている」からといって、「ぐっすり眠っている」とは限らないのです。


　こうしてみると、親が子どもの睡眠不足に気づくのは至難の業だといえます。だからといって、知らない間に放置する形になっていると、子どもの睡眠不足は常態化し、心身に悪影響が出てしまうのです。

ですから、**子どもに「夜更《よふ》かし禁止」などのしつけをすることも大事ですが、子どもが自然とぐっすり眠れるように、睡眠環境を整えておくことのほうが、よりいっそう大切**なのです。

子どもにぐっすり眠ってもらうための第一歩は、「寝る部屋の環境の見直し」です。第2章では、今みなさんがお住いの家で、誰でも簡単に実践できるメソッドを紹介します。

このメソッドは、**乳幼児から小・中学生、高校生まで、すべての子どもに対して効果が期待できる**ものです。

すぐに実践してみたい方は、第2章を先に読んで、その効果を実感してみてください。

「子どもの睡眠負債」は、その子の将来を不幸にする

●休日の「寝だめ」で「睡眠負債」は返済できない

皆さんは、「睡眠負債」という言葉をご存じでしょうか。

睡眠負債とは、毎日の睡眠不足が借金のように積み上がった状態を指す言葉で、体調不良などを引き起こす原因となります。

この睡眠負債は、認知症やがん、糖尿病の発症率が上がるなど、中高年者のリスクとして語られることが多いのですが、近年は「子どもの睡眠負債」も大きな問題となっているのです。

それは、**子どもの睡眠負債がたまると、健康面はもちろんのこと、不登校、社会適応能力の低下など、子どもの人生に関わる大きな問題を引き起こす危険性がある**からです。

当たり前ですが、子ども時代はいろいろなことを学ぶ、非常に大切な時期です。できるなら子どものときに余計な負債を抱えたりせず、健やかな人生を送ってほしいと願うのが親というものでしょう。

睡眠負債がやっかいなのは、**返すのにどうしても時間がかかる**ということです。

お金なら頑張って働いて稼ぎ、返済し、貯蓄に転じることもできますが、長年積み重なった睡眠負債は、睡眠時間を伸ばしたり寝だめをしたりしても、そう簡単には取り返すことができません。

人間の体は「概日《がいじつ》リズム」によって支配されています。これは、約24時間周期で変動する生理現象であり、一般には体内時計とも呼ばれます。

朝に目が覚め、夜に眠くなるというのも、この「概日リズム」によるものです。

平日に十分な睡眠を取れない人が休日に長時間眠るのは自然なことです。しかしながら休日に睡眠を取りすぎてしまうと、この「概日リズム」が乱れてしまい、そのせいで平日になかなか眠れなくなることもあります。

もちろん、十分な睡眠時間を取ることも大切なのですが、寝てから4時間以内に多く現れる「深睡眠《しんすいみん》」という最も深く眠った状態が、睡眠負債の解消には一番効果的です（深睡眠の詳細については後述します）。

だからこそ、**休日に長く眠るよりも、毎日の睡眠でこの「深睡眠」の時間をたっぷり取ることの方がはるかに大切**なのです。

子どもの頃から睡眠負債がたまるような生活を習慣にしてしまうと、それを変えることはなかなかできません。

さらに**やっかいなのは、睡眠負債がたまった状態にだんだんと体が慣れてしまい、実は体と心に重大な悪影響が及んでいるにもかかわらず、表面的にはそれほど支障もなく生活できてしまう**ところです。

知らず知らずのうちに借金が膨らんでいるにもかかわらず、ついつい使い込んでしまって、いつのまにか取り返しがつかなくなる……。

そういう意味では、お金の負債と似ているところがあると思います。

よく眠れない子は成績が悪くなる

最近のお子さんは、私たちが子どもの頃よりもだいぶ忙しいようです。

幼い頃からいくつもの習いごとを抱えていたり、中学受験のために小学生のうちから塾に通ったりしている子どもは少なくありません。

早いうちからさまざまなことを経験し、自分は何が好きかを知ること、生涯の楽しみを見つけることは、素晴らしいことだと思います。

その一方で、子どもは時間に追われています。

学校が終わったと思ったらすぐに塾へ行き、何時間か授業を受けて、家に帰ったら夕食もそこそこに塾の宿題に取りかかり、気がついたら日付が変わっている。

でも、翌朝は部活の朝練があるので寝坊はできない――といった超過密スケジュールの毎日を送る子どももいます。

このような生活を続けていると、まだ幼いうちから睡眠負債がたまってしまうのです。

米国ザ・ホリー・クロス大学のウォルフソンらによる思春期の睡眠に関する研究（2003年）では、「一定しない睡眠-覚醒リズムおよび就寝時刻や起床時刻が遅いことが、学業成績の低さと関係している」ことが示されています。

後ほど詳しく説明するとおり、「授業中の集中力も、記憶の定着度も、ぐっすり眠った方がはるかに高くなる」ということが、さまざまな実験や研究によって証明されています。

子どもがどんなに頑張って塾に通っても、そのために寝るのが遅くなり睡眠時間が削られていては、成績向上という成果に結びつかないのです。

よく**「寝る子は育つ」と言いますが、「寝ない子は育たない」**とも言えるのではないでしょうか。

とはいえ、すぐに生活習慣を変えさせるのは容易ではありません。

塾や部活を辞めさせるのは、なかなか難しいと思います。

睡眠時間を十分に確保することがすぐには難しいならば、なおさら、睡眠の質を確保できるように取り組むことが重要です。

その一歩が、「寝室の環境」を変えることなのです。

子どもが睡眠不足になる3つのターニングポイント

●小1、小5、中1が要注意

これまで述べてきたように「寝る子は育つ」のだとすると、最近の子どもは、かつての子どもに比べて育ちにくくなっています。

2017年8月、NHKのEテレで「くうねるあそぶ　こども応援宣言『ねる子よ育て！』」という番組が放送されました。子どもの睡眠負債に注目した番組です。

この番組によると、**子どもが睡眠不足に陥る主な原因は乳幼児期以来の生活習慣の積み重ねであり、中でも3つのターニングポイントが重要**とのことでした。

1つ目は、小学1年生になったとき。

登校時刻に合わせて起床時刻が早くなり、ここで多くの子どもは30分から1時間ほど睡眠時間が短くなります。

2つ目は、小学5年生。

中学受験に備えて塾に通う子どもが増え、ここで一段と睡眠時間が削られます。

3つ目は、中学1年生になったとき。

部活の朝練、学校が終わってからの塾や習いごとが原因です。

また、番組では語られていませんでしたが、中学や高校で進学のための受験勉強を本格的に始めるときも、それぞれ大きなターニングポイントになりそうです。

もちろん、成長のすべての段階において、子どもの睡眠には注意しなければなりませんが、特にこういったターニングポイントの時期には、十分な注意を払ってあげてください。

子どもの不眠度を測るチェックシート

子どもの不眠度を知り、早めに対処しよう

我が子は十分に眠れているのだろうか——。親ならば当然の心配でしょう。子どもにどういった特徴が見られたら睡眠負債を抱えている可能性が高いのでしょうか。本書の監修者である宮崎雅樹先生に、子どもの睡眠負債がどの程度たまっているのか推測するための「不眠度チェックシート」（次ページ）を作ってもらいました。

ぜひお子さんの睡眠の状況を確認し、早めの対処を心がけてください。

不眠度チェックシート

	目覚めが悪く、目覚まし時計が鳴っても起きない
	寝起きの食欲がなく、朝食をとらないことも多い
	就寝時刻が 21 時以降であることが多い
	休日の起床時刻が平日より 2 時間以上遅い
	寝ても十分に疲れが取れていない様子である
	日中の眠気が目立つ
	イライラしやすい
	落ち込みやすい
	寝つきが悪い
	スマホを使っている時間が長い
	大人（親）の生活時間に合わせてしまっている

チェックの数が１～３項目以上で要注意、４～６項目で特に注意、７項目以上ですぐに改善に取り組みましょう

ぐっすり眠る子は、心と体が健康に成長する

●眠っている間に出る成長ホルモンが体のメンテナンスと発育を促す

ではなぜ、寝る子は育つのでしょうか。

理由はいろいろとあるのですが、主な理由として挙げられるのは、**ぐっすり眠ると成長ホルモンがたっぷり出ること、そして自律神経のバランスが乱れにくくなること**などです。

成長ホルモンが大量に分泌されると、骨が成長して体が大きくなります。

それは、新しい骨細胞を作り出すという「骨芽細胞《こつがさいぼう》」の働きを、成長ホルモンが促すからです。

そのほかにも、成長ホルモンは皮膚などの新陳代謝や筋肉の発達を促したり、脳の発達に大きく関わったりしています。


小さな子どもは大人に比べて睡眠時間が長いのですが、あの長い眠りは、成長に必要なものだと考えると納得がいきます。ほとんど一日中眠っていた子どもの睡眠時間が短くなっていくのは、脳が成長していることの証しなのです。

夜更かしの大人に付きあわされて遅くまで起きている乳幼児は、この大事な成長の機会を奪われていることになります。

こうして健全な成長を妨げられた子どもには、やがてさまざまな形で悪影響が現れることになります。

●ぐっすり眠れば、自律神経のバランスが整う

人間の体は、自律神経という神経によって制御されています。リラックスして体が休まるのも、緊張して行動に備えるのも、どちらも自律神経の働きです。

また、心臓を動かして血液を体中に送る、食べたものを消化するために胃腸を動かす、暑いときに汗をかく……といったことにも、自律神経が深く関わっています。

ぐっすり眠れていないと、こうした自律神経の働きがうまくいかない（自律神経のバランスが乱れる）ことがあるのです。

自律神経は、「交感神経」と「副交感神経」から構成されます。

そして、仕事や勉強、スポーツなどで活発に活動しているときや、緊張やストレスを感じているときには交感神経が、休息モードのときには副交感神経が優位な状態になります。

しかし、ぐっすり眠れていないと、この働きがうまくいかなくなります。

夜も更《ふ》けて、本来は休息モードで副交感神経が優位になるべきときに交感神経が優位になってしまう、朝起きてこれから活発に行動すべきときに交感神経が優位にならずうまく動けない、といったことが起こるのです。

さらに言えば、自律神経の働きがうまくいかないことが不眠の原因となり、不眠のために自律神経がいっそう乱れるという負の連鎖が起きてしまいます。

先ほども触れたNHKの「くうねるあそぶ」では、睡眠不足が原因で不登校になってしまった中学生が紹介されていました。

小学生のときには明るくてみんなの中心にいたのに、中学校に入ったら朝、起きられなくなってしまった女の子です。

登校時刻を過ぎても起きられず、毎日のように遅刻するようになり、周りからは怠け者だと非難されてしまうのですが、本人は決して怠けているつもりはありません。

そこで病院を転々として、最終的には「睡眠障害」と診断されました。

もともと、小学生の頃から8時間ほどしか寝ていなかったこの女の子は、中学校に入って部活の朝練が始まり塾へも通うようになると、睡眠時間がさらに2時間近く短くなっていたのでした。

この女の子は2カ月半ほど入院し、高校入試のための受験勉強が本格化する頃には普通の生活を送れるようになったそうです。

このとき「何かおかしい」と気がつき、「怠けているわけではない」と訴える娘を信じて病院へ連れて行った親御さんは立派だと思います。

しかしながら、朝、起きてくることなく遅刻を繰り返す我が子を「だらしない」「たるんでいる」などと精神論で責めてしまう親御さんも決して少なくないはずです。

そういった場合には、この女の子のようにすぐに治療することができず、**「原因不明」の怠惰な生活を続けることになり、その後の人生を大きく狂わせてしまいかねません。**

少年や少女による犯罪が報じられるたびに私は胸を痛めますが、加害者になってしまう子どもたちの中にも、それとは気づかないまま、睡眠不足が遠因となっていたケースもあるのではないかと考えています。

睡眠とは、本人も周囲も気づかないうちに、静かに子どもの人生を大きく左右するものなのです。

ぐっすり眠るためのポイントは「深睡眠」

●眠りはじめの4時間がカギ

同じだけの時間を睡眠に使ったとしても、「よく眠れたな」と感じることもあれば「あまりよく眠れなかったな」と感じることもあります。

それは前述したように、睡眠の質の良し悪しがあるからです。

では、**睡眠の質の良し悪しを分けるもの**はなんでしょうか。

ひとつ言われているのが、**深睡眠**です。

睡眠は脳の状態によって、ノンレム睡眠とレム睡眠に分かれます。

次のページの図は、よく眠れている子どもの睡眠の深さの推移を簡略化して表したものになります。

一晩、眠っている間には、この図のようにノンレム睡眠とレム睡眠の状態が、90分から120分程度のサイクルで入れ替わっているのです。

眠りに落ちると、すぐにノンレム睡眠の状態になります。

いわゆる「深い睡眠」といわれているもので、このとき、起こそうとして身体を揺すってもなかなか起きません。

このとき、脳はしっかりと休んでいて、あまり夢を見ることはないと言われています。

先ほど触れた**成長ホルモンが多く分泌されるのも、このノンレム睡眠のとき**です。

ノンレム睡眠の後には、レム睡眠の状態になります。
レム睡眠はよく「浅い睡眠」といわれます。
レム睡眠のとき、体は眠っているのですが、脳は眠っていません。

夢を見るのも、ちょっとした音や刺激で目が覚めてしまうのも、このときです。
また、レム睡眠時には記憶の定着が行われているとも言

ぐっすり眠れているかどうかは睡眠開始後4時間以内がポイント

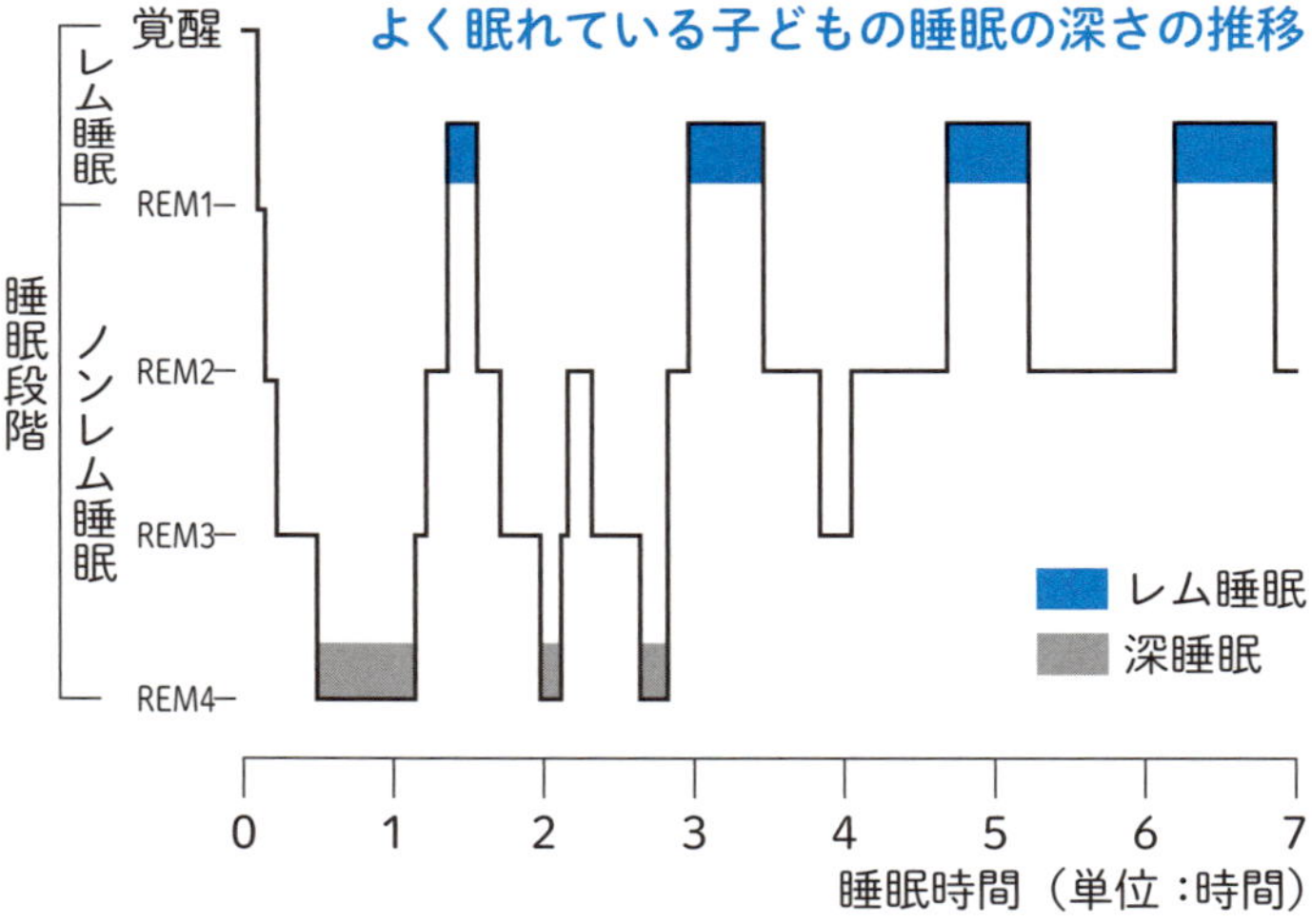

「Dement, W. & Kleitman, N. 1957」を改変

われています。

正常であれば、この2つの睡眠が右の図のように交互に訪れるのです。

そして、ノンレム睡眠の中でも深い眠り（この図でいうとREM3、4の状態）のことを深睡眠と呼んでいます。

「深睡眠」の時間に成長ホルモンがたっぷり出る

深睡眠は最も脳と体が休まる時間帯で、脳と体の疲れの8割がここで取れるとも言われています。

この深睡眠は、眠りについてから4時間以内に多く現れると言われています。

ですから、睡眠開始後4時間以内に深睡眠が十分にとれていないと、いくら長時間眠っても、脳や体の疲れがしっかり回復しないまま翌日を迎えることになってしまいます。

つまり、ぐっすり眠れていない睡眠不足の状態になるのです。

前述したように、レム睡眠とノンレム睡眠は90～120分サイクルで入れ替わっているので、眠ってから4時間後まで、ずっと深睡眠のままということはありません。深睡眠を取ったら段々眠りが浅くなり、また深くなるということを繰り返すのです。

したがって、4時間以内に深睡眠をたっぷり取るためには、ベッドに入ってからいかに早く深睡眠にたどりつけるか、が重要になります。

早くたどりつければ、その分、4時間以内に深睡眠がおとずれる回数が増える可能性が高まります。

つまり**寝つきをいかによくするかというのが大切**なのです。

「寝室」の環境を整えて、「深睡眠」の時間を増やそう

● あきらめないで！ 寝つきはよくできる!!

「深睡眠」をしっかり取るために大切なのは、睡眠に入る前の準備です。

もちろん、ベッドに入ってからの時間も大切ではありますが、ベッドの中でやれることは限られています。

私は、それよりもベッドに入る前、寝ようと思って寝室に行ってからベッドに入るまでの時間がとても大切だと考えています。

このときに注意すべきなのは、寝室がぐっすり眠れる環境になっていなければ、深

睡眠の状態になるまでに時間がかかる、ということです。

大げさに言えば、騒音がひどい部屋ですぐに深い眠りに入るのは難しいですよね。すぐに深い眠りに入れるような空間になっていることが大切なのです。

この本を読んでいる方の中には、お子さんのため、もしくは自分のために「お風呂は寝る2時間前に入る」「ぐっすり眠れるストレッチをする」など、睡眠にいいと言われていることをいろいろと試してきた方がいるのではないでしょうか。

しかし、**寝室がぐっすり眠れる環境になっていなければ、どんな睡眠法を試してもすべてが台無しになってしまいます**。

具体的な方法は次の章で述べます。

できるところからで構わないので、徐々に眠れる環境を整えていくことが何よりも大切なのです。

第2章

「ぐっすり眠れる部屋」の作り方

ぐっすり眠れる寝室、3つのポイント

●「空気」「モノ」「光」を見直そう

寝入った後でなるべく早く深睡眠の状態になるためには、寝室の環境をどのようにするべきでしょうか。

そもそも眠くなるときはどういう状態かを思い浮かべてみてください。何かに集中しているときや、イライラしているときではないですよね。大体が、リラックスしている状態だと思います。

前章で説明した自律神経に関して言えば、副交感神経が優位になっている状態です。**スムーズに深睡眠の状態に入れるかどうかも、いかにリラックスした状態で睡眠に入れるかがカギ**となります。したがって、寝室をリラックスできる環境にすることが大事なのです。

私は、そのためにはどうすればいいかを考えながら、これまで長年にわたって寝室作りに携わってきました。

その経験をもとに考えた最も大切なポイントが次の3つです。

①空気がきれいなこと
②寝室に不要なものがないこと
③自然な外光が入ること

この3つを意識した寝室作りが大切になります。

寝室の空気が汚いと、睡眠中に体に悪いものを大量に吸い込むことに

寝ている間に４０００Ｌもの空気を吸い込んでいる

３つの条件の中で最も重要なのが空気です。

そもそも、寝室の空気は、食事と同じくらい大切なことです。

なぜなら、**私たちは寝ている間に、大量の空気を吸い込んでいる**からです。

私たちが無意識に吸っている空気の量は、一般成人で１回あたり約５００㎖、小学

生は200～300㎖です。そして、1分間に約12～18回呼吸します。睡眠時間を大人8時間、子ども10時間として計算すると、1回の睡眠で大人は2880～4320L、小学生は1440～3240Lの空気を吸い込んで、同等の量を吐き出していることになるわけです。

2Lのペットボトルで換算すると、大人が大体1800本、小学生が1500本くらいの量の空気を眠っている間に取り込んでいます。

多くの人が「リラックスできる場所」として挙げるのは、森の中や草原、滝や小川の近くなど、空気がよくて深呼吸したくなるようなところばかりです。

一方で、たとえば工場からもくもくと煙が上がっているような空気の悪いところでは、リラックスもできず、深呼吸などしたくないと思うのではないでしょうか。

寝室の空気中にホコリ、カビ、有害な化学物質が充満していたらどうでしょう。

眠っているところから逃げるわけにもいかず、汚れた空気を大量に吸い続けなくてはならないのです。

体が十分にリラックスできないだけでなく、体の健康も損なわれてしまいます。

吸い込んだものがアレルギーやぜんそくなどの原因になると同時に、それらの病気が不眠を引き起こすこともあります。

さらに、アレルギーやぜんそくといった病気と診断されなくても、風邪でもないのに鼻が詰まったり、せきが出たり、体がかゆくなったり……といったさまざまな症状が出て、それがリラックスできない原因となることもあります。

中でも体への影響が深刻であり、対策も大がかりなものになってしまうために、私が特に心配しているのが化学物質です。

たとえば、新築の家でありがちなのがシックハウス症候群です。

これは、内装に使われている建材などから発生するホルムアルデヒドに代表される化学物質によって不快な症状が起こるというものです。

見た目はどんなにきれいな部屋でも、空気が汚染されていて健康を害するようでは住むに耐えません。


新築の家で鼻につくような臭いを感じたことはないでしょうか。

それは、クロスの接着剤などで使われている化学物質の臭いです。

入居後しばらくすると、臭いが消えたように感じますが、実際に化学物質がなくなったわけではなく、単に慣れて感じなくなっただけです。


発生した化学物質は、部屋の空気中を漂い、空気と混ざり合って、長いこと部屋にとどまります。

空気中の化学物質は徐々に減っていくものの、建築後4、5年経ってもまだ残存しているケースが少なくありません。

ですので、これから家を建てようという方は、特に寝室にはホルムアルデヒドなどの有害な化学物質を含まない建材を使用するようにしてください。

すでに建ててしまった家で化学物質による汚染に悩まされているという人は、私たちの会社でも取り扱っていますが、シックハウス対策用のＤＩＹキットがあるので、そちらの利用も考えてみてください。

●ＮＡＳＡが認めた、空気をきれいにする植物とは？

また、シックハウスから身を守る方法として、１９８９年にＮＡＳＡ（アメリカ航空宇宙局）が面白い発表をしました。

ＮＡＳＡは、スペースシャトルや宇宙ステーションでのシックハウス症候群の発生を防ぐため、原因物質の除去方法の研究をしていました。

その研究の中で、**観葉植物にはシックハウスの原因となるホルムアルデヒドなどを除去する空気清浄能力があることを発見し、その能力が特に高い植物をエコプラント**と名づけたのです。

よく知られているエコプラントには、**ポトス、サンスベリア、ドラセナ、アロエベラなど**があります。

観葉植物は、部屋の中の湿度を調整してくれる役割もあるといいます。

ぜひ一度試してみてはいかがでしょうか。

空気清浄機はなるべく使わない

●ホコリの舞わない環境作りが大切

有害な化学物質だけでなく、ホコリやチリなども吸い込まないようにしたいところです。

では、寝室の空気からホコリやチリを除去するにはどうすればいいのでしょうか。

そのためにまず気をつけていただきたいのが、寝るときになるべく空気清浄機に頼りすぎないことです。

空気清浄機の大方の製品は、基本的には内蔵されているファンで空気を吸い込み、フィルターで不要な物質を除去し、きれいな空気にして戻すという仕組みになっています。

空気清浄機は床に置く人が多いため、空気清浄機から出る風が**部屋の床のあちこちにたまっているホコリやチリを空気中に舞わせてしまい、それを人が吸い込む危険性がある**のです。

高性能な清浄機であればきちんと吸収するかもしれませんが、性能のよくない機械だと舞ってしまったホコリをきちんと吸い込まず、舞い上げただけで終わりという可能性もなくはありません。

さらに言えば、いくら高性能な清浄機であっても、性能を維持するためにはフィルターを小まめに掃除する必要があります。

そういった手間をかけるくらいなら、むしろ空気清浄機を使わずに済むように、しつかりと部屋の掃除と換気をすることを習慣にした方がよいでしょう。

部屋の換気をするときは、空気の入り口と出口をしっかりと意識してください。

窓が2つある寝室ならいいのですが、多くの場合は1つだけでしょう。

そういう場合は、寝室の窓だけでなく扉も開けた上で、近くの部屋の窓を開けてください。

それだけで随分と換気の効率が変わってきます。

そして、カーペットよりもフローリングの方がおすすめです。

カーペットは掃除のときにホコリが残りやすく、残ったホコリが歩いたときに空気中に舞い、それを吸い込むという危険性があります。

また、空気中に舞うホコリは床に近いほど多いため、睡眠中のホコリの吸い込みを少しでも減らすには、できるだけ高さのあるベッドを使うのがおすすめです。

ぐっすり眠れる温度と湿度は？

ぐっすり眠れる寝室の環境作りにあたっては、部屋の温度と湿度にもこだわりたいところです。

寝室の理想的な**室温は25℃、湿度は45～55%**が目安となります。

「ぴったりそこに合わせなくては」などと神経質になる必要はありませんが、温度計や湿度計をつけて、気にしてみてもいいでしょう。

熱帯夜が続く真夏や、部屋にいても手足が凍える真冬などは、あらかじめエアコンで部屋を冷やしたり温めたりしておき、睡眠中は室温を25℃程度に保つことをおすすめします。

このとき、風が床に当たってホコリが舞うことのないように、エアコンの風向きを上方向にセットしておきましょう。

湿度は加湿器や除湿器で調整する手もありますが、これらは空気清浄機と同様に床置きであることが大半なので、ホコリを巻き上げてしまう場合があります。

エアコンの除湿機能を使う、ベッドの下にお湯を張った洗面器を置く、といった対策が考えられます。寝室の壁材を、後述する珪藻土《けいそうど》という**自然に湿度を調整してくれるものに変えると、湿度管理がラク**になります。

最近の住宅は気密性が高く、冬場には結露《けつろ》することがあります。

室内の湿度を保つ意味ではありがたいことですが、そのままにしておくとカビが発生してしまいます。

カビが空気中を漂えば、寝ている間にそれを吸ってしまうことになり、健康被害が心配されます。

結露防止シートを貼るなり、小まめにふき取るなり、何かしらの対策をした方がいいでしょう。

勉強する部屋と、寝る部屋をわけよう

●寝室を「眠るだけの部屋」にする

ぐっすり眠れる寝室の条件2つ目は「モノ」についてです。

寝室に本棚やテレビを備え、ベッドに寝転がって好きな本を読んだりテレビを見たりしてリラックスする、という人が多いのではないでしょうか。

本当に気持ちのいい、癒しのひとときです。

しかしながら実は、**テレビや本棚を置いていることが、ぐっすり眠れない寝室になっている要因のひとつ**なのです。

人間の脳は非常に敏感で、環境によって、無意識のうちにいろいろな働きをしてしまいます。

たとえば、別に何も悪いことはしていないのに、警察官を見かけたら少しどきどきしてしまったり、住んだことがないところでも、田園風景を見たらどこか懐かしい気分になったりします。

青いものを見たら落ち着くといったことも同様に、視覚からの情報に基づく脳の無意識の働きによるものです。

そういった脳の無意識の働きを利用すると、部屋に入るだけで眠くなる寝室にすることができます。

そのために大切なのが、**寝室には睡眠に関するもの以外は一切置かず、睡眠以外のことは何もしない**、という原則です。

子どもに関しては、寝室に遊び道具や絵本などは置かず、寝室で遊ばせたり絵本を読み聞かせたりすることも避けて、寝室は眠るだけの部屋だということを徹底させます。

そうすることで、寝室を見ただけで睡眠へのスイッチが入るようになるのです。

逆に、大人であっても、寝室にテレビや本棚があると、眠る前にテレビをつけようがつけまいが、本を読もうが読むまいが、テレビや本棚を見るだけで脳が刺激され、眠れなくなってしまう危険性があります。

ですから、**寝室には家具はベッドだけというのが理想で、ポスターやカレンダーなどもできるだけ貼らない方がいい**でしょう。

しかし、弊社のお客様でも、子どもの寝室はたいてい子ども部屋を兼ねており、学習机や本棚を置いている方が少なくありません。

狭い国土に多くの人が暮らしている以上、どうしても住宅の面積は狭くなり、寝るためだけの部屋を確保したり、その寝室の環境をリビングの環境以上に重視したりするのは難しいことだとも思います。

●リビング学習で子どもの集中力・記憶力がアップする

寝室が大事、寝るためだけの部屋を作るべきとは言っても、すぐに家を新築、リフォームしたり引っ越したりできる人ばかりではないでしょう。

そういったことがすぐにはできない場合、現在の部屋の役割を見直してみてはどうでしょうか。

ここで**注目すべきはリビング**です。

10年以上前、『頭のよい子が育つ家』（四十万靖・渡邊朗子著、日経ＢＰ社）という本が話題になったことがありました。

頭のいい子を育てるには、親が子どもをいつも見ていられるような学習スペースをリビング近くに設けるなどの工夫により、家族同士のコミュニケーションを取りやすくすることが重要――といった内容です。

この本の影響なのか、最近でも、子どもの宿題はリビング内の、キッチンからも目の届くところでさせたいと考え、それが可能な間取りを希望するお客様が非常に多いのです。

リビング学習のメリットとして言われるのが、集中力が上がるということです。

人間は周りにまったく音がないと、かえって不自然で不安になるため集中できません。

反対にある程度ザワザワしている方が、目の前のことに集中しようという気持ちも湧いてくるといいます。

そのほかにも、親子のコミュニケーションが取りやすく、子どもの勉強の進み具合も把握しやすいなど、リビング学習にはさまざまな利点があるようです。

何より、**子ども部屋、すなわち子どもの寝室に勉強机を置かず、リビングで勉強させるようにすれば、「寝室に何も置かない」という選択肢が現実的になる**のではないでしょうか。

そして、そうすることで従来よりもぐっすり眠れるようになれば、日中の集中力が上がり、記憶の定着も容易になるのです。

この本のタイトル風に言えば、「賢い子を育てたければ、勉強机を寝室から出してリビング学習をさせなさい」といった感じでしょうか。

眠る前の「3分整理」で脳をリラックスさせる

「隠す収納」がなぜ脳によいのか？

リビング学習のメリットが大きいとはいえ、リビングの広さが十分とはいえなかったり、子どもが中学生くらいになったりすると、子どもが嫌がることもあるでしょう。

また、子どもの本がたくさんあって、子ども部屋に本棚を置かないと全部収納できない、という家庭もあるかもしれません。

できれば寝室には睡眠に無関係のものを置かないのが望ましいのですが、それが難しいという方は、次の2つのことに気をつけてください。

・睡眠に関係のないものがなるべく目につかないように工夫する

・毎日、同じタイミングで片づけをする（させる）

1つ目の工夫ですが、たとえばベッドの下に収納したり、本棚には寝る前に白い布をかけたりといったことが考えられます。

また、やむをえず勉強机を子どもの寝室に残す場合、子どもの就寝前には必ず机の上に何もない状態にしましょう。

専用のボックスを作っておき、就寝前には机の上にあったものをそこに入れて机の下に隠す、ということもひとつの手だと思います。

そして2つ目にあるように、毎日必ず同じタイミングで、本棚に白い布をかけたり、机の上を片づけたりしましょう。

たとえば、本棚に布をかける→机の上を片づける→歯を磨く→ベッドに入る、といったように、眠るまでの行動をパターン化して、習慣にするのです。

第6章で詳しく述べますが、眠るまでの一連のルーティンを「入眠儀式」といい、**このルーティンに入ったらもうすぐ眠るという決まりを作ることで、たとえば「片づけをしたら就寝が近いですよ」ということを脳に学習させる**のです。

このルーティンを毎日繰り返すことによって、片づけをしたら自然と体の眠りのスイッチが入るようになるはずです。

ただし、片づけの行為は脳を刺激する危険性もあるので、眠る30分以上前に「3分整理」の感覚で行うようにしましょう。

明るすぎる部屋も、暗すぎる部屋もNG

●夜の月明かりと朝の太陽光をコントロールすれば快眠できる

さて、ぐっすり眠れる部屋の最後の条件は「光」です。

人は明るいところでも眠ることができます。

通勤電車の中で眠る人、うっかりして電気をつけっぱなしで寝てしまう人がいるのも、そうした人間の能力によるものでしょう。

しかし、そうした睡眠が質のいい睡眠かというと、決してそうではありません。

人が眠くなるとき、体内ではメラトニンというホルモンの分泌量が多くなっています。このメラトニンは夜になると増えるのですが、明るい場所では分泌量が減ってしまうため、なかなか眠くならないのです。

寝る前にパソコンやスマホを触らない方がいい理由のひとつもここにあります。**就寝前には、強い光にはできるだけ当たらない方がよい**のです。寝室には、強い光は必要ないと言えます。

明るい光は、ノンレム睡眠の時間を短くしてしまうとも言われています。

しかし、だからといって真っ暗な部屋がいいのかというと、そうでもないのです。

眠りに入る際は、月明かり程度の明るさが、リラックスでき、睡眠には最も適しているようです。

また、朝は窓ガラス越しであっても、太陽の光を浴びて目覚めることが重要です。

人間の体は、**太陽の光を浴びると14〜15時間後にメラトニンを分泌するようセットされて、ちょうどいい時間に眠くなる**仕組みになっているからです。


たとえば、朝7時に日光を浴びて目覚めたら、夜の9時か10時頃に眠くなるというわけです。


ですから、寝室は遮光カーテンや雨戸などを使って真っ暗にするのではなく、電気はすべて消し、外の光がうっすら入る程度にカーテンを使いましょう。

そして、朝になったら子どもの寝室のカーテンを開けて朝日を浴びさせる――というリズムを作るのが重要です。

眠るための準備は、朝起きたときから始まっているというわけです。

ぐっすり眠れる「究極の寝室」はなぜ天然素材で作るのか？

●よりぐっすり眠れる寝室にするための3つの工夫

突然ですが、人はどういう家を建てたいと思うのでしょうか？

住まい作りに関わって40年。私は、ずっとそのことを考え続けてきました。たどりついたのが、「帰りたくなる家」という答えです。

「帰りたくなる家」とは、一家だんらんの家であり、いやしと安らぎがあって、心身ともに健康になれる家のことです。

その実現のためにはどうすればよいのか、専門家に話を聞いたりいろいろな文献などにあたったり、調べ考え続けてきました。

そして、「自然素材で建てられた家」と出逢《であ》い、「きれいな空気の寝室」を作るようになりました。

お客様から「あまりにも家が居心地がよくて、早く帰宅するようになった」「元気になった」「健康になった」「家族が仲よくなった」「家族のきずなが深まった」という喜びの声がたくさん届いています。

ここでは、私たちの会社がたどりつき、今、お客様に提供している「究極の寝室」がどういうものなのか、どういう考えで作っているのかを紹介します。

これまで、できるだけ誰でも取り組める寝室の環境作りのメソッドを多く紹介してきました。

ここからの話は、新築やリフォームの際に、建築業者への発注の参考として役立てていただける内容となります。

もちろん、これまで紹介してきたメソッドだけでも十分に効果があります。

しかしながら、お子さんのためにぐっすり眠れる部屋にしたいと強く思う方、新築やリフォームなどの予定がある方は、以下の話もぜひ参考にしてみてください。

私の会社では、以下のような3つの工夫を取り入れて究極の寝室作りを進めています。

●工夫1――壁は珪藻土の塗り壁にする

珪藻土《けいそうど》は、その素朴な外見から壁材として人気がありますが、何といっても**最大の特長は調湿性能に優れている**ことです。

空気中の余計な水分は内部に閉じ込め、空気が乾燥したらそれを放出するといった具合に、室内を快適な湿度に保ってくれるのです。

近頃は、バスマットやコースターにも珪藻土を使った商品が増えていますが、それらは、余計な水分をしっかり吸収する珪藻土の性質を活かしたものです。

私の会社では、寝室に限らず、室内のすべての壁に珪藻土をおすすめしています。そうすることで、夏のムシムシした日にはサラッとした空気の中で、冬のカラカラの日にはしっとりした空気の中で、それぞれ快適に過ごすことができます。

工夫2——床は飫肥杉の無垢板にする

飫肥杉《おびすぎ》は、かつては木造船の建材としても重宝されていた木で、油分が多いのが特徴です。

そのためか、無垢板《むくいた》（丸太から切り出したままの木材）の状態で床暖房にも対応できます。

無垢板は通常、床暖房と組み合わせると反ったり隙間が空いたりしてしまいがちですが、飫肥杉の場合、採用し始めてからの7年間、そうしたトラブルに遭遇したことは一度もありません。

飫肥杉の無垢板の上をはだしで歩くと、どこかやわらかく感じます。床暖房を入れていなくても、冬でもはだしというご家庭が少なくありません。夏はさらりとした感触です。

珪藻土の壁と飫肥杉の無垢板を組み合わせることで、何もしなくても、室内を適切な湿度に保てているご家庭がほとんどです。

工夫3――天井は天然炭塗料で黒くする

珪藻土の塗り壁と飫肥杉の無垢板の床は、寝室に限らず、私の会社が建てる家では一番におすすめするポイントであり、そこを気に入ってくださるお客様がたくさんいます。

さらに、寝室ならではの工夫として、天井を天然炭塗料で黒く塗っています。

天井は白いものだという意識があるので、見慣れない方は最初、驚かれます。

しかし、寝室の天井が白であるべき理由はありません。実際に、ベッドに横たわって黒い天井を見上げてみると、夜空を見上げているようで、心が解放されるような気持ちになるはずです。

この黒い色は、赤松木炭です。

湿度を調整するだけでなく、空気をきれいにし、嫌な臭いも吸着します。

これらによって、究極の寝室が完成します。

●「木の香り」がより深い眠りへといざなう

睡眠と家の関係をいろいろと調べていたときに、面白い論文を見つけました。

東京大学大学院農学生命科学研究科の恒次祐子氏による「植物由来の香りが睡眠におよぼす影響の解明」（2018年）という論文です。

そこには次のように書いてありました。

「成人を対象とした研究により、植物に含まれるにおい成分のうち『α－ピネン』という物質が血圧や心拍数を低下させるなど、生体に鎮静的に作用することを明らかにしてきている。α－ピネンは様々な植物に含まれる芳香性の化学物質であり、近年は森林浴による免疫細胞活性化効果の一端を担っている可能性が示唆されている。また我が国の人工林の主要樹種であり、木造住宅の主な材料であるヒノキ、マツ、スギなどにも多く含まれており、いわゆる『木の家の香り』の主な成分でもある」

そして、研究結果として「本研究によりα－ピネンのにおいが睡眠を改善する可能性が見出されたことは重要な成果であると考える」と結んでいます。

今、匂いが脳や体に及ぼす影響についての研究は、諸外国で盛んに行われており、フランスではアロマテラピー（芳香療法）用の精油なども売られているようです。

家の木の匂いは新築後すぐに消えるのではないかと思われるかもしれませんが、5年くらいたってもまだ、十分に木の匂いがする家を私は何軒も見てきました。

自然素材を使った寝室で、ぐっすり眠れたりアトピーが改善されたりする要因のひとつには、もしかしたら木の匂いが関係しているのかもしれません。

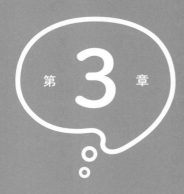

第3章

ぐっすり眠れば、体と心が強くなる

ぐっすり眠る子は太りにくい

●不眠で食欲抑制ホルモンが減少する

ぐっすり眠れる部屋を作ることの大切さや、その作り方をこれまで述べてきましたが、ここからは、ぐっすり眠れることでどのような効果があるかについて、お話ししていきます。

まず、**ぐっすり眠れていない子どもは太りやすくなります**。

近年は子どもの生活習慣病も珍しくなってきており、肥満には以前にも増して健康面の不安がつきまといます。

また、肥満に起因するいじめや不登校なども見逃せなくなってきているそうです。

睡眠時間と肥満の関係は、これまでに世界各国で調査されています。

アメリカ、イギリス、フランス、ドイツ、ポルトガル、そして日本などで、両者の関係が立証されています。

日本では、睡眠時間の短い子どもほど肥満発生の危険率が高いことが2006年に発表された富山大学の研究で明らかになっています。

3歳のときに11時間以上の睡眠を取っていた子どもと比較すると、9時間台だった子どもの肥満リスクは1・24倍、9時間未満の子どもでは1・59倍と、睡眠時間が短いほど肥満リスクが高くなっているのです。

この調査結果は、親の肥満度などの影響を考慮して補正したものであり、信憑性の高いデータだと言っていいでしょう。
かつて肥満といえば、食べ過ぎや運動不足、そして遺伝が原因だと考えられてきましたが、睡眠不足も肥満の大きな要因となっていたのです。

では、睡眠が足りないとなぜ太るのでしょうか。
睡眠不足によって肥満が引き起こされるメカニズムには、食欲をつかさどるホルモンが関与していると言われています。

人間には、食欲を抑制するレプチンというホルモンと、食欲を増進させるグレリンというホルモンがあります。

睡眠が不足すると、レプチンの分泌量が減る一方でグレリンの分泌量が増えるので、食欲が高まり、肥満につながります。

さらに、眠れなくなると、覚醒時間が長くなって食べる機会が増えるほか、睡眠不足からくる疲労感によって活動量が低下し、エネルギー消費が低下するという側面もあるため、ますます肥満のリスクが高まります。

いずれにしても、十分な睡眠を取ることが肥満の防止には効果的なのです。

●ぐっすり眠って、ヤセやすい体をつくる

子どもが太ってしまった場合、なんとか痩《や》せさせようと、食事制限をさせたり運動させたりするのではないでしょうか。

でも、それより先に見直してほしいのが睡眠です。

睡眠不足は基礎代謝にも影響してきます。

基礎代謝とは「生命を維持する活動に使うエネルギー」のことで、基礎代謝の量が

多ければ多いほど、何もしなくてもカロリーを消費してくれるというわけです。
たとえば、基礎代謝が150キロカロリーだけ増えれば、おにぎり1個分くらい勝手にダイエットしていることになります。

そして、この基礎代謝を向上させる力を持つのが、睡眠中、特に質の高い睡眠のときに多く分泌される成長ホルモンなのです。

つまり、**毎日ぐっすり眠れていれば、それだけで太りにくい体になっている可能性があるということです**。

スマートな体は睡眠によって作られると言っても、さほど大げさではないように思います。

風邪をひかない丈夫な子になる

ぐっすり眠れば免疫力が高まる

子どもが頻繁に風邪をひき、保育園から熱が出たと電話がかかってきて、周りの目を気にしながら早退させる。

しょっちゅう熱を出して苦しんでいる子どもを見ているのがつらい。

そんな経験はないでしょうか。

子どもは、特に幼いうちはよく風邪をひいたり熱を出したりするものですが、それは仕方ないとあきらめるのは早計です。

風邪をひいたり熱が出たりするのは、ぐっすり眠れていないことが原因かもしれません。

なぜならば、**睡眠が足りないと病原菌のような体を害するものから身を守る力、免疫力が低下するから**です。

免疫力低下の主な原因は、食事の偏りと睡眠不足です。

近頃は、お子さんの食事に気をつかう親御さんが増えています。

肉より魚、野菜は有機野菜、ジャンクフードはできるだけ避けて、さまざまな栄養素をバランスよく……といった具合です。

もちろん、栄養のあるものを偏りなく食べることは、免疫力の増加につながっていきます。

ただし、食事には気をつかう一方で、睡眠に対する関心が低い親御さんが少なくありません。

子どもの食事は完璧に管理するのに、夜更かしには甘かったり、睡眠環境には無頓着だったりという方もいるのではないでしょうか。

それではいけません。

免疫力の向上には、食事と同様に睡眠も重要です。

なぜなら、**睡眠中に多く分泌される「成長ホルモン」は、免疫細胞の機能を増強したり、古くなった細胞を作り替えたりするなど、まさに健康な体を作るには欠かせない物質**だからです。

ですから、ぐっすり眠れないと、免疫細胞がうまく働かなくなり、病気に対する抵抗が弱まっていきます。

今、食事に対する関心の1割だけでも睡眠に回すことで、免疫力をバランスよく高められるようになるはずです。

子どもの糖尿病・高血圧は睡眠の改善で予防できる！

なぜ小児性の糖尿病・高血圧が増えているのか？

糖尿病や高血圧といった生活習慣病は大人だけのもの、というのは昔の話です。最近は小児性の糖尿病・高血圧が増えているからです。そして、これらの病気には睡眠が深く関わっていることがあるのです。

２０１７年にイギリスの研究者が、睡眠時間の短い子どもほど、２型糖尿病を発症するリスクが高いことを発表しています。

ちなみに、糖尿病には1型と2型があります。

1型は明確な原因がわかっておらず、体質的な問題などにより血糖値を下げるホルモンがほとんど出なくなることで起こります。糖尿病の中でもまれなケースです。糖尿病の大多数は2型で、これは、インスリンの量が不足していたりその作用が不十分だったりした場合に起こるものです。

食生活や睡眠などの環境因子と体質（遺伝）の組み合わせで起こると考えられています。

睡眠が不足すると、インスリンの量やその作用に影響が出るなどして、糖尿病のリスクが上がるという研究結果が出ています。

糖尿病だけでなく、高血圧にも睡眠が大きく関わっています。

簡単に説明すると、血圧とは血液が血管の壁におよぼす圧力のことです。

ですから、血圧が高い状態が続くと、血管の壁に圧力が強くかかり続けてしまうため、血管がボロボロになり、血管の中が狭くなったり、弾力性がなくなったりしてしまうのです。

狭くなった血管を血液が通過しようとしても、弾力性がないと血流の強さに合わせて広がることができず、血管内の抵抗が上昇してさらに血圧が上がるという悪循環に陥ってしまいます。


睡眠と高血圧の関係性については、２つのことが言えます。

まず、自律神経が大きく関わってきます。

日中は交感神経が優位となって、血圧は高めになり、夕方になると低くなるのが正常な状態です。

しかし、睡眠不足などで自律神経が乱れると、夕方になっても交感神経が優位のままになってしまいます。

すると、眠りに向かって血圧が下がるはずが、高いままになり、圧力がかかり続けるため、高血圧の悪循環に陥ってしまうのです。

また、**睡眠の量と質の不足が肥満につながり、肥満によって高血圧になる**こともあります。

肥満の人は、普通の人に比べて、高血圧を発症する可能性が2～3倍高いと言われているのです。

そして、大人だけでなく、高血圧で悩んでいる子どももいます。

血圧測定をすると、小学校高学年から中学生の0・1～1％に、高校生の約3％に高血圧の症状が見られるという報告があります。

大人と比べればまだ数は少ないかもしれませんが、大人でも、高血圧のような生活習慣病とともに生きていくのは、そう簡単なことではありません。

先の人生が長い子どもにとっては、なおさらです。万が一のことを考え、**睡眠を見直すことで糖尿病や高血圧、その他の生活習慣病の発症リスクを低減できる**のであれば、親は真っ先に睡眠状況の改善に取り組むべきでしょう。

ぐっすり眠れる寝室にすれば、呼吸器疾患を予防できる！

●睡眠中は汚い空気から逃れられない

寝室はよく「寝られれば何でもいい」と言われます。実態はミニリビング化していることも多いのですが、扱いとしては、家の中でもかなり軽視されている部屋だと言えます。

お客様からも、リビングやキッチンへのこだわりについてはいろいろと話を伺いますが、寝室に何らかのこだわりを持っている方はほとんどいないのが実状です。

そればかりか、家の中で一番日当たりが悪いエリアを寝室にしようとする方がとても多いのです。

「どうせ寝るだけ」だから、それでいいということなのでしょう。

しかしちょっと待ってください。

日当たりが悪いと、第2章で述べた極上の目覚めをするのに必要な、朝の太陽の光を浴びることができません。

カビも生えやすく、寝室の空気が悪くなり、ぐっすり眠れない部屋になる危険性もあります。

眠っている間、子どもは密閉された寝室の空気を、ただ無防備に吸うしかありません。

しかも、**家の中で最も長い時間を過ごすのは寝室**だというケースも少なくないはずです。

たとえば、毎日往復1時間をかけて通勤し、9時間働いている人の場合、家で過ごすのは24時間から10時間を引いて14時間です。

そのうちの7時間を寝室での睡眠にあてているとすると、残りの7時間はリビングやバスルーム、トイレなどで過ごしていることになります。

もちろん家の外で過ごすこともあるはずですが、家の中で一番長い時間を過ごすのが寝室だということに変わりはありません。

学校へ通い、放課後には習いごとをしたり、塾に通ったりしている子どもの場合も同じです。

家にいて、起きている時間帯の大半はリビングで過ごしていたとしても、やはり寝室で過ごす時間の方が長くなるでしょう。

そんな**寝室の空気の良し悪しが健康を左右する**であろうことは、想像にかたくないのではないでしょうか。

それにもかかわらず、(先ほど、食事や飲み水には気をつかっていても睡眠環境には無頓着な人が多いという話をしましたが)睡眠環境の中でも特に無頓着なのが「空気」についてなのです。

マットレスや枕、パジャマへの関心と比べて、空気への関心がとても低いのです。

小児ぜんそくの原因は、部屋の空気中を漂うハウスダストやダニ、花粉などだと言われます。

こうしたものがアレルゲンとなり、気管支を刺激して発作を起こします。

寝室の空気からこうしたアレルゲンをできるだけ排除することは、きれいな空気を作り、快適な睡眠につながります。

「究極の寝室」にしたらアレルギーの症状がよくなった

●寝室からアレルゲンを取り除こう

私どもの会社が提案する「究極の寝室」がある健康住宅で暮らすようになったご家族からは、「子どもがぜんそくの発作を起こさなくなった」「アトピーの症状がよくなった」といった声をお聞きすることがたくさんあり

アトピーが改善

22歳女性、入居3カ月での変化

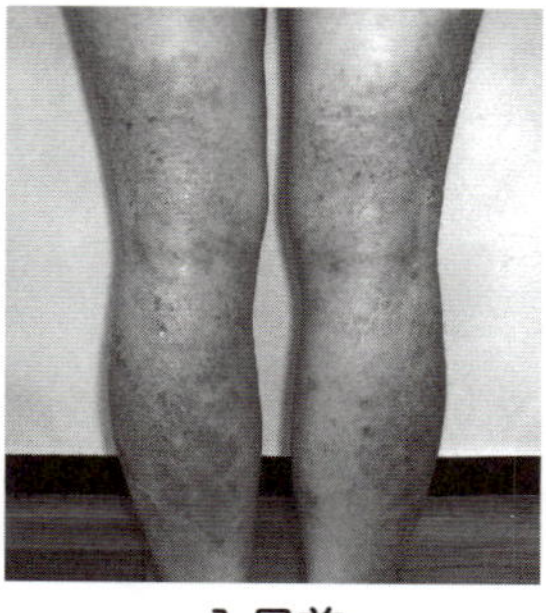

入居前

ます。

特にアトピーに関しては多くの声をいただいています。

子どもの例ではないですが、下の写真はアトピーで悩んでいた22歳の女性の方が、入居後の変化を撮影して送ってくださったものです。

「究極の寝室」のきれいな空気の中で生活し睡眠を取るだけで、随分とよくなっていることがわかります。

また、それまでは症状がつらくてぐっすり眠れなかったお子さんがすやすやと眠るよう

究極の寝室でこんなに

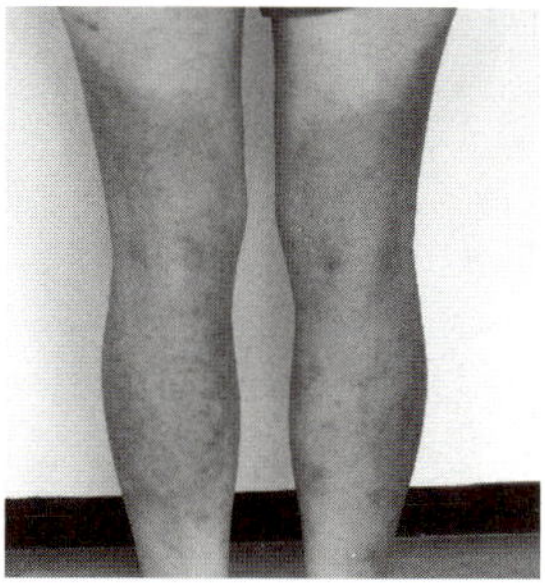

約1カ月後

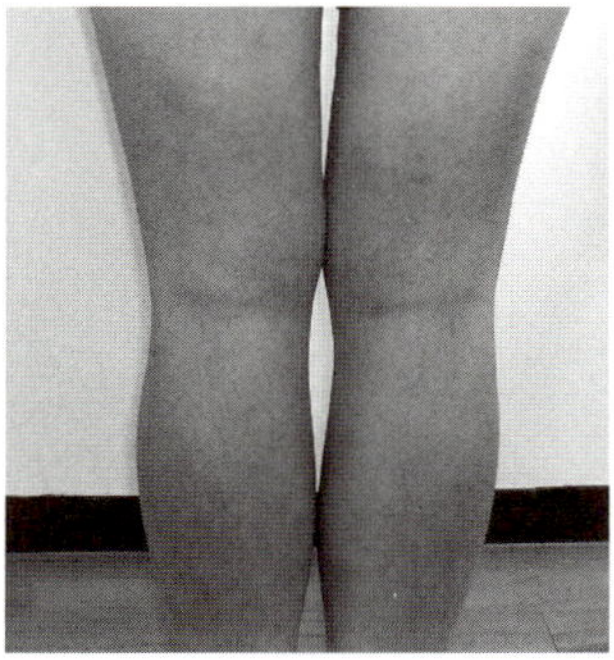

約3カ月後

になった、といった話を聞くと、私も我がことのように嬉しく、住宅建築という仕事を通してお客様の子どもの成長にも関われているのかと思うと、胸が熱くなります。

そして、さまざまなお客様からの感謝の声があるからこそ、健康でいきいきと過ごすためには寝室の環境がいかに大切か、ということを多くの方々に気づいてもらいたいと思い、この本を執筆することになったのです。

10年以上、数多くの健康住宅を作ってきた経験から子どもの健康状態と睡眠環境には強い関連性があると実感しています。

今のところは**アレルギー性疾患の症状の変化についてお聞きすることが多い**のですが、今後はほかの病気の症状に関しても、「究極の寝室」でよくなったという声が届くようになると予想しています。

ぐっすり眠ることが不登校を遠ざける

●3人に1人が不眠が原因で不登校になっている！

不眠は体の健康だけでなく心の健康にも影響を及ぼし、子どもの健やかな暮らしを脅かす危険性があります。近年、大きな問題となっているのは不登校です。

文部科学省が2014年に発表した「不登校に関する実態調査」によると、**不登校となった中学生の約3人に1人は、不登校のきっかけが「睡眠など生活リズムの乱れ」**だったとあります。

たとえば、睡眠のリズムの乱れが原因で遅刻が続くと周囲から「さぼっている」「怠けている」という非難の視線を浴びて、学校へ行くことそのものが苦痛になり、不登校になってしまうケースもあります。

『子どもの夜ふかし 脳への脅威』（三池輝久著、集英社新書、2014年）では、体内のリズムが狂ってしまった少年が、一日中眠気の続く状態に陥って、学校を休みがちになり、成績が下がって父親に叱責されたのをきっかけに不登校になってしまう、という事例が紹介されています。

きっとこの父親は、学校を休みがちになって成績が下がったことの原因が、まさか睡眠の乱れにあるとは思いもしなかったでしょう。

だからこそ、我が子を叱ってしまったのだと思います。

不眠が不登校につながることがあると知っていれば、叱ることもなかったでしょうし、そもそも睡眠のリズムが乱れないように配慮することができたはずです。

こういう場合、**叱ってしまうと、子どもはますます自分を追い詰めて、「寝なければ」と焦るようになる――**。

そのような状態では、体も心もリラックスできるはずがなく、したがってよい睡眠を取ることも難しいでしょう。

また、親の側は、叱ると同時に「自分の教育が間違っていたのではないか」などと心のどこかで自分を責めてしまいがちです。

これは、子どもにとっても親にとっても悲劇です。

そういった事態を防ぐためにも、子どもには日頃から十分な睡眠を取らせて、不登校につながる芽をつんでおきたいものです。

穏やかで、人に好かれる子に育てるには？

●睡眠不足が「わがまま」「自分勝手」につながる

親に対して「どんな子どもになってほしいか」を尋ねるアンケートで、よく上位に来るのが「思いやりのある子」「友だちを大切にする子」といった項目です。

しかしながら、不眠が原因で学校へ行かなくなってしまえば、友だちとの接点そのものが失われ、友だちの数も減っていきます。

また、不登校にまでは至らなくても、**睡眠不足が原因でイライラし、友だちとの関係をうまく構築できなくなれば、孤立してしまう**こともあります。

神経伝達物質である、セロトニンは、感情のコントロールをつかさどる物質で、セロトニンが少なくなると、イライラしやすくなったり落ち込みやすくなったりして、感情のアップダウンが激しくなります。
また、セロトニン不足は睡眠不足の原因にもなります。

体内のセロトニンは、太陽の光を浴びると増加します。
朝、登校時間まで余裕を持って目を覚ましカーテンを開けて朝日を浴びることは、セロトニンを増やすためにも大切なことなのです。

「わがまま」「自分勝手」などと周りから言われて、なかなかうまく仲間の輪に入れない子どもの多くは、実は睡眠不足によってそうした状況に追い込まれているのではないでしょうか。

よく眠れる子は、自信があって前向き

●不眠の子どもは「自分嫌い」が多い

睡眠不足の子どもは、自分のことを好きではない――。

こんなショッキングな調査結果があることをご存じでしょうか。

文部科学省が２０１４年に行った「睡眠を中心とした生活習慣と子供の自立等との関係性に関する調査の結果」によると、「自分のことが好きだ」という設問への回答の割合と、就寝時刻の間には強い関連性があるのです。

小学5～6年生の場合、「自分のことが好きだ」という設問に「そう思う」と答えているのは、就寝時刻「午後9時前」で23・2％、「午後9～10時前」で18・6％、「午後10～11時前」で15・2％、「午後11～午前0時前」で9・8％、「午前0～1時前」で10・2％でした。

11時過ぎに寝る子どもの場合、「自分のことが好きだ」という子どもの割合は、9時前に寝る子どもの半分にも満たないのです。

私はこの結果を知って、衝撃を受けました。

これはたとえば、双子のそっくりな子どもがいて、どちらにも同じように愛情を注ぎつつ育てていたとしても、就寝時刻に差があった場合、早く寝る子は「自分のことが好きだ」と思うようになり、遅く寝る子は「自分のことが好きではない」と思うようになる傾向があるということです。

就寝時刻が遅くてもその分だけ朝遅くまで寝ていれば睡眠時間は変わりません。しかしながら、小学生は学校の始業に間に合うように起床することが大半なので、就寝時刻が遅ければ、その分だけ睡眠時間も短くなります。したがって、睡眠不足の子どもは自己肯定感を持ちにくい、と言ってよいと考えます。どの程度自己肯定感を持っているかは、物事に取り組む意欲や主観的な幸福度にも大きな影響を与えます。

ただでさえ日本の子どもは、自己肯定感がほかの先進国に比べて低いと言われていて、文部科学省でもここ数年、「自己肯定感を高める教育」が議論されています。

自己肯定感が低いと、自分で自分を苦しめるような考え方にとらわれて、幸せな人生だと感じることが難しくなってまいます。

子どもには幸せな人生を送ってもらいたいと願い、そのためにさまざまなサポートをしていても、子どもが睡眠不足になったら台無しになってしまいます。

だからこそ私は、まずは寝室を整えてほしいと考えているのです。

子どもの眠りを改善できるのは親だけです！

ぐっすり眠れないと健康が損なわれ、心のバランスも乱れてしまう。また、自分を肯定しにくくなってしまう——。

これは、子どもであっても大人であっても同じです。ただし、大人の場合はこうして本などを読むことで「ああ、もしかすると睡眠が不十分なのかな」と気がついて、自分で対策ができますが、子どもの場合はそうはいきません。

こうしたときこそ、親の出番です。我が子が健やかに成長するよう、しっかりと睡眠が取れる環境を整えてあげましょう。

子どもは、ぐっすり眠ることで自然と健康的に、心穏やかに育ちます。

少子化の進む現在、ひとりの子どもにかける教育費は高くなっていると聞きます。そうした子どもへの最大の投資は、幼いうちから塾に通わせてお受験をさせることでも、流行《はや》りの知育用玩具を買い与えることでもなく、睡眠というあらゆる活動のベースを整備してあげることではないでしょうか。

そのベースがなくては、せっかくの塾や知育用玩具といった投資も、意味をなさなくなってしまいます。

改めて、お子さんの睡眠の環境を見直していただければと思います。

第4章

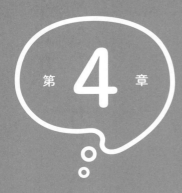

睡眠時間を削って勉強しても賢くはならない

寝不足が、子どもの努力をムダにする

●データが示す、睡眠と成績の恐ろしい関係

睡眠不足が影響を及ぼすのは、健康面だけではありません。ぐっすり眠れているかどうかと学業成績との間に大きな関係がある、ということを示すデータがいろいろと発表されています。

たとえば、『基礎講座　睡眠改善学』（堀忠雄・白川修一郎監修、日本睡眠改善協議会編、ゆまに書房、２００８年）には、成績のよい小学生は早い時刻に寝ている、と

記されています。

学力調査で平均95点以上を取った子の就寝時刻は午後9時前が41%、9時台が28%、10時台が22%、11時台が14%、12時台が0%。平均点で95点以上を取る子どもの4割は9時前に寝ています。

繰り返しになりますが、小学生は学校の始業に間に合うように起床することが大半なので、就寝時刻が早ければ早いほど睡眠時間が長くなることは容易に想像できます。

科目別では特に算数で、早く寝る子の成績がよいそうです。

また、広島県教育委員会による「平成15年度『基礎・基本』定着状況調査報告書」でも、似たような結果が出ています。

次ページの図は、その結果を示したものです。

この調査では、小学5年生を対象に、国語と算数の試験結果と睡眠時間の関係について調べています。

すると図のとおり、**眠れていない子（5時間以下）とぐっすり眠れている子（9時間以上10時間未満）とでは、平均正答率に20％近い差があったのです。**

つまり、睡眠をないがしろにしていては、子どもがいくら頑張って勉強しても成績の向上につながらず、無駄な努力に終わってしまいます。

睡眠時間が長いほど テストの正答率はよくなる

単位%

教科＼睡眠時間	5時間未満	5時間以上 6時間未満	6時間以上 7時間未満	7時間以上 8時間未満	8時間以上 9時間未満
国語	51.9	61.8	66.1	69.9	70.8
算数	53.9	65.8	69.8	73.9	74.1

広島県教育委員会の「平成15年度『基礎・基本』定着状況調査報告書」のデータを基に作成

なぜ、よく眠る子ほど、成績がよいのか？

勉強したことが頭に定着するのは、起きる直前である

十分に寝ている子とそうでない子とで、なぜこれほどまでに成績の違いが出てくるのか――。

そのことには、人間の記憶の仕組みが大きく関わっています。

睡眠には、学習したことを脳に定着させる機能もあるのです。

前述のとおり、睡眠時にはレム睡眠とノンレム睡眠という2つの状態が交互に訪れ

ますが、このうちレム睡眠のときに、昼間インプットされた記憶が整理され、脳に定着させられるのです。

したがって、せっかく勉強したことを頭に刻み込みたければ、十分な睡眠が必須となります。ただし、長時間眠ればいいというものではありません。

実は、レム睡眠の状態は、目が覚める前の朝方に多いことがわかっています。**心身が目覚めの状態に向かうときに、記憶が定着しやすい**ということです。

まさに、起きる直前は、記憶定着の黄金タイムと言っていいでしょう。

ですから、十分に寝ていないままで無理矢理起きるとなると、この記憶定着タイムが奪われてしまうことになります。これでは、水をザルにためようとするのと同じで、知識はなかなか身につきません。せっかくの勉強時間がムダになってしまいます。

勉強と睡眠はワンセット。

勉強だけして寝ないというのは、ナンセンスなのです。

良質な睡眠が、「脳の記憶機能」を高める

また、睡眠不足は脳の働きを邪魔すると同時に、脳の中で記憶をつかさどる「海馬」の発達も妨げると言われています。

海馬は、脳の中でも新しく学んだことを定着させる領域であり、脳の中では唯一、大人になってからも細胞分裂を繰り返す、つまり成長する部位なのです。

アルツハイマー型認知症は、この海馬から神経細胞の死滅とそれに伴う組織の萎縮《いしゅく》が始まり、やがて脳全体に広がることで進行するとも言われています。

この海馬の発達と睡眠時間との関係について調査した結果があります。
東北メディカル・メガバンク機構の瀧靖之教授たちが2012年に発表した実験で、**睡眠時間が短い子は長い子に比べて海馬が小さい**、ということがわかったのです。

体の中でも大事な脳、その中でも重要な役割を担う海馬のサイズが、睡眠時間によって決まってしまうとは驚きです。

睡眠時間を削ると成績がよくならないどころか、脳の発達そのものが妨げられる――。

裏を返せば、しっかり睡眠を取ることが、脳の健全な発達と成績の向上につながるということです。

●「四当五落」時代から「六当五落」時代へ

かつて、受験生は四当五落と言われていた時代がありました。4時間しか眠らずに勉強すれば合格するけれど、5時間眠ってしまったら勉強が足りず志望校には受からない、ということを表現した言葉です。

しかし最近は、進学塾でもこのような言葉を使わないところが増えています。塾や予備校といった受験のプロの間でも、睡眠の大切さを理解する人が増えてきたためです。

実際に、第一志望の大学に合格した生徒とそうでない生徒について、受験直前の平均睡眠時間を調べたところ、合格者は6時間10分、不合格者は5時間51分だったという調査結果があります。

つまり、六当五落です。無理をせずによく寝た方が、いい結果が手に入るのです。

東大の合格者は睡眠を大切にしていた！

睡眠をうまく利用すれば、学習効率はアップする

では、日本で一番入試が難しいと言われる東大に入った人たちはどうなのか。

個人的に気になって現役の東大生10人に話を聞いてみたところ、大学受験時の平均睡眠時間は約7時間20分だったことがわかりました。

ヒアリングした人数が少ないので確かなことは言えませんが、先ほど紹介した、第一志望に不合格だった生徒（平均睡眠時間5時間51分）より**約1時間半も長く寝ています**。

また、同じ**東大生たちに小学生時代の睡眠時間についても聞いてみたところ、平均は約8時間45分でした**。

もしも午前0時まで勉強していたら、次の日、学校に間に合うように起きようとすると睡眠時間は7時間程度になってしまうでしょう。

この東大生たちは、そこまでして勉強時間を増やすよりは、十分な睡眠の確保を優先していたようです。

さらにこの東大生たちの中には、「寝る直前に暗記すると、翌日の定着度がよかった」「よく寝た後には、暗記した内容が定着していた気がする」などと、記憶と睡眠に関してコメントした人が複数いました。

これは、レム睡眠の時間をしっかり活用できていたということでしょう。

暗記ものは寝る前に取り組むといった工夫をすれば、東大生への道が一歩近づくかもしれません。

睡眠不足は、酔っ払った頭で勉強するようなもの

●集中力は眠らないと回復しない

睡眠不足の状態で勉強しても、その内容はなかなか身につきません。
なぜなら集中力が大幅に低下しているからです。
1997年に、オーストラリアである実験が行われました。

この実験において、被験者は朝8時に起きてから翌日の昼まで起き続けて、その間、30分ごとにテストを受けるよう指示されます。

このテストでは、注意力や反射力などを測定することで、その時点での集中力のレベルをチェックします。

この実験では、起床後12時間を過ぎたあたりから集中力の低下が始まり、17時間を過ぎると、オーストラリアでの飲酒運転の基準を超えるレベルまで、集中力の低下が見られました。

つまり、**17時間連続で起きていると、運転が危ぶまれるくらいに集中力が失われる**ということです。

朝8時の17時間後というと、ちょうど午前1時です。この時間になったら、何をしても集中力を保つことは難しいので、すぐに寝るべきでしょう。

また、カナダの研究チームによる実験では、被験者に寝不足の状態で4時間だけ寝てもらい、起きた後でその人の脳の動きをＭＲＩで撮影しました。

すると、意思決定や問題解決、記憶といった機能を担う前頭葉と頭頂葉の活動レベルが著しく低下していたそうです。

ここで紹介した実験はいずれも大人を対象にしたものですが、子どもであっても脳の構造は同じなので、結果はそれほど変わらないでしょう。

「どうして注意力が散漫なの？」「もっと集中しなさい」と叱る前に、十分な睡眠が取れているかどうかをチェックしてあげる必要が大いにありそうです。

睡眠不足のため集中できない状況で、勉強を強いられるのでは、子どもがあまりにかわいそうです。

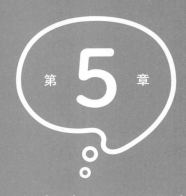

第5章

寝室と睡眠を変えたら人生がこんなに変わった！
（体験談）

「究極の寝室」が私の人生を変えた

●「究極の寝室」に寄せられた実際の声

家の引き渡しが済んだ後、お客様から「以前より疲れにくくなった」「子どものぜんそくがよくなった」などというお話を聞くたびに嬉しくなります。

私の会社は健康住宅、究極の寝室に力を入れていますが、実際のお客様は、そこにはあまり関心を持たないまま私の会社で家を購入・新築し、結果として、健康住宅に暮らし究極の寝室で眠って、元気になられた方がほとんどです。この章では、そのうち5件の事例を紹介します（個人情報の保護のため名前はすべて仮名です）。

2人の息子のアトピーとぜんそくがよくなりました～中村家の場合

中村友和さん、奥さん、お子さん（男子2人）

最初のご家族は中村さん一家です。引っ越したことで、長男のアトピーとぜんそく、次男のぜんそくの症状が、きれいさっぱりなくなったそうです。

中村家がマイホーム作りの検討を始めたのは今から6年ほど前のこと。手狭になったアパートを出ることに決めて、自然と共生できるような一戸建ての発注先を探し始めました。

そこで、私の会社のモデルルームに出会います。窓やサッシをすべて閉めきっていた家の中に足を踏み入れたときから、「気持ちいい」と感じたそうです。

それまで住んでいたアパートは、大家さんが植物好きだったこともあり、庭は緑一色。そのせいもあってか、室内は季節を問わずジメジメし、結露するたびに奥さんは掃除に追われていたそうです。

しかし、奥さんが最も頭を痛めていたのは、長男のアトピーとぜんそく、そして次男のぜんそくでした。

特に長男は生まれたときからアトピーで、生後5カ月からステロイドが手放せなくなりました。寝ている間に無意識のうちにかきむしってしまうため、朝、起きるとシーツが血で真っ赤になっていることもあるくらい重症だったそうです。

「ぜんそくがあって、夜もよく眠れなかったのでしょう。幼稚園に行っても床に寝そべってしまうことが多く、『この子はどうしたのかな』という視線を浴びていました。夜も、横になるとぜんそくの症状が出るので座ったまま眠らせたり……。夜間に何度も救急医療センターのお世話になりました。一番つらかったのは本人だと思います。体のつらさをうまく言葉にできずに泣くことが多かったようです」

そうした中でのマイホーム作り。新築の家に移ることで健康になるとは、まったく期待していなかったそうです。

「どちらかといえば、安心できる会社に頼めればいいなという感じでした。ですから最初は、珪藻土《けいそうど》の壁ではなくクロスでいい、とこちらから言ったこともありました。でも、絶対に珪藻土の壁にするべきだと担当の方から説得されました」とご主人は話します。

そうして、できあがった新居に引っ越して約5年。

今、**長男の体にアトピーは出ていません。かつての跡が残っている程度**です。劇的な快復には担当の医者も驚き、「室内の空気のいい家に引っ越しただけ」と聞いてまた驚いたそうです。

ぜんそくも、兄弟とも症状が治まりつつあります。まだ完全にゼロにはなっていませんが、夜は2人ともぐっすり眠れるようになりました。睡眠時間の長さには、家庭訪問の際に学校の先生にも驚かれたほどです。

変わったのは、兄弟だけではありません。ご主人は、奥さんの変化にも気がついていました。

「もともと血圧が低くて朝起きるのがつらそうでしたが、今は起きられるようになっていて、食事の支度もしっかりしてくれています」とのことです。

奥さん自身もそれは自覚していて、さらに、万年冷え性のはずが冬でも家の中で、はだしで過ごせるようになったことが嬉しいそうです。

「それに、子どもが体のつらさのせいで泣くことがなくなったので、私も精神的な負担がずいぶん減りました。以前は、**子どもが泣くたびに自分が追い詰められるように感じていたのですが、それがなくなりました**」

悩みがあるとすると、お子さんの友だちが遊びに来るとすぐに靴下を脱いでゴロゴロするので、床が黒くなりがちなところ。しかしそれは心地よさの証しといえます。

持病の症状が軽くなり、第2子にも恵まれました～川井家の場合

川井隆彦さん、奥さん、お子さん（男女2人）

今の家に引っ越して4年が過ぎた川井家も、劇的な変化を体験したご家族です。

奥さんは、糖尿病という持病を抱えていました。食後にはだるくなってしまい、やりたい家事ができないことはストレスにもつながります。食事の内容を改善したりヨガを試したりしても、なかなか血糖値を下げることはできませんでした。

一方のご主人は、いかにもスポーツマンという体型をしていますが、以前の家では朝、なかなか起きられずにいたそうです。目覚めてから布団を出るまでが一苦労で、

やっと起きても家族との会話はうわの空。駅まで行って電車に乗っても、すぐに隣の駅で降りていました。

「隣の駅からは始発列車が出るので、それに乗り換えて座って通勤するためです。この頃は、枕をかえるなど試行錯誤を繰り返していましたが、効果は出ませんでした」とご主人は当時を振り返ります。

ところが、私の会社の家に引っ越してから、事態は急転します。

新築前後の時期、ちょうどご主人は短期間の単身赴任をしていたのですが、新しい我が家に帰ってくると間もなく、家、そして寝室のよさを実感するようになったのです。

「寝室に入ると〝入眠スイッチ〟がオンになるのか、**思っていた以上にすんなり眠りにつけますし、朝もすっきり起きられます**。朝、目が覚めてから起き上がるまで布団でゴロゴロする必要もなくなりました。今は夜中の2時頃に帰ってきたとしても、朝は早く起きて、芝生に水をまいてから出勤する余裕があります。もう、隣駅で乗り換えていません。立ったままで平気です」

奥さんも「数字がよくなりました」と話します。

ぐっすり眠れるようになったからでしょうか。**何をしても下がらなかった血糖値が下がり、食後でもすいすいと家事をこなせるようになりました。**医者からも「よく頑張っているね」と褒められたそうです。

冷え性もよくなり、冬でも家の中ではほだしで過ごしています。

そう話す奥さんの視線の先には、3歳の長男の姿があります。

この家に引っ越してから授かった大事な命です。

さらに、嬉しいことには続きがあります。2月には第3子を出産することになっています。

ご主人は、「もしこの家に引っ越さなければ、2人目と3人目の子は授からなかったかもしれません。同僚から相談されたら、間違いなく健康住宅と究極の寝室をすすめます。翌日にいい仕事をするためにも、体力を回復する場所として寝室にこだわるべきですし、健康になれないのでは、家という高い買い物をする意味がありません」と断言します。

インフルエンザが大流行してもうちの子は皆勤賞～田中家の場合

田中輝さん、奥さん、お子さん（女子2人）

田中さん一家が今の住まいで暮らすようになったのは2016年7月。長年暮らした社宅の家賃が上がることをきっかけに、マイホームの検討をスタートさせました。

新居の条件は、長女が同じ小学校に通い続けられるように、同じ学区内にあること。モデルルームや建売住宅をいくつか見学した中で、私の会社のモデルルームに魅力を感じたそうです。

奥さんが、そのときの第一印象をこう話します。

「一番いいなと思ったのは、珪藻土の壁と無垢板の床です。健康にいいかどうかよりも、その見た目がすてきだなと思いました。それから、天井が真っ黒な究極の寝室にも興味を持ちました。最初は圧迫感があるかなと思っていましたが、慣れればかえって落ち着きます」

今、1階にある寝室には、**ベッド以外はほとんど何も置いておらず、夜になったら寝に行くだけ**とのことです。

この寝室で寝るようになって約2年。ご主人は「**明らかに目覚めのいい日が増え、睡眠の質が上がった**と実感しています」と言います。

奥さんはこれから家を新築するママ友には「まずは試して」ということで、私の会社が用意している宿泊可能なモデルハウスを紹介し、究極の寝室で休んでみるようすすめているそうです。

ご主人も「効果は一日で感じられるものではないと思いますが」と前置きをした上で、「究極の寝室にはメリットはあってもデメリットはありません」と言います。

その大きなメリットのひとつが、**2人のお嬢さんの病院通いが減った**こと。

「特に下の子は、もともとクループ（突然せき込んだりする症状）が出やすかったのですが、今の家に住むようになってからはそういった症状も出なくなり、元気にしています。幼稚園でインフルエンザが流行って、半分くらいのお友達が欠席したときも、うちの子は元気で、皆勤賞でした」と奥さん。

皆勤賞に今の家がどの程度貢献できたかはわかりませんが、一家が以前より元気になったのは事実です。

ぜんそくが改善！　お医者さんにも驚かれました〜村上家の場合

村上景太さん、奥さん、お子さん（男子2人）

村上家のリビングには、高い天井からハンモックが吊《つ》られています。7歳と4歳の2人兄弟はその場所を奪い合うようにして、プロジェクターから壁に投影された映画などを鑑賞しています。

村上さんが築40年ほどの社宅から今の家に引っ越してまだわずか2カ月ほどですが、早くも体調に驚くべき変化が出ているとのことです。

奥さんはもともとぜんそく持ち。下のお子さんの妊娠を機に症状はさらにひどくなり、薬や吸入器、箱ティッシュが手放せず、夜、寝ていても発作が出ると目が覚めてしまい、朝まで熟睡するのが難しい状況でした。

「でも、この家に引っ越してから、明らかに**箱ティッシュの消費量が減りました。人生で今が一番、体のコンディションがいい状態です**。もう吸入器は不要です」と、どこかまだ信じられないような口ぶりです。

これまで、引っ越しをしても布団を替えてもよくならなかった**ぜんそくが、今回の引っ越しで究極の寝室を使い始めてから、目に見えてよくなりました。これには、かかりつけのお医者さんも驚いたようです**。

「ちょうど一昨日、『どうして急にこんなによくなったの?』と言われたばかりです」と奥さんは声を弾ませます。

奥さんはお子さんの変化も感じています。

「子どもたちがぐっすり眠るので、夜中に起こされることがなくなり、おかげで親もぐっすり眠れています」

夏休みなどの長期休暇中は、長男をご主人の実家に預けて羽を伸ばさせることもあります。

かつては、長期滞在先の実家から家へ連れて帰る途中の東京駅で、ぐずって泣いたこともあったそうです。

「まだおばあちゃんのところにいたいという気持ちに加えて、当時の自宅には帰りたくないという思いもあったのでしょう。でも、今の家に帰るのは嫌ではないらしく、今年は泣きませんでした」とご主人。

ご夫婦はもともと、新居選びにあたっては外観やインテリアよりも機能性を重視していたそうですが、この家には満足しているとのことです。

ぜんそくがすっかりよくなった奥さんは、春の訪れが待ち遠しいとのことです。実は、ご主人は重度の花粉症。それがこの家のおかげでよくなるのでは、と期待しているのです。

ご主人もいい予感を抱いているようです。

「例年なら、今（8月）の時期にも症状が出ているのですが、今のところは大丈夫です。私自身も春が楽しみです」

寝起きが最高！ 家族全員がぐっすり眠れています～高木家の場合

高木成一さん、奥さん、お子さん（男女２人）

「実際に暮らしてみると、この家のいいところがいくつも見つかりました」

奥さんがそう話すのは、２０１６年の夏から暮らし始めているこの家のことです。珪藻土の壁に無垢板の床のデザインが気に入り、ほかの住宅メーカーも検討しましたが、最終的に私の会社に任せてくださいました。

「モデルルームで宿泊体験をしましたが、そのときには寝室がいいという印象は特に受けませんでした。それよりも、見た目。私は特にセンスがいいわけではないので、こうした家を作る会社にいろいろお任せしたいとも思いました」と奥さんは当時を振り返ります。

前に住んでいたマンションでは、床がカーペット敷きでした。

「居心地のいいマンションでしたが、その床のことがどうしても気になっていました。娘の肌に赤い湿疹《しっしん》のようなものができて、かゆがっていたのも、今となって思えばダニのせいだったようです。スチームアイロンを使って掃除するのがいいと聞けば試してみたりもしましたが、結局のところ掃除によるダニの駆除はうまくいきませんでした」

マンションの管理組合にカーペットの張り替えを願い出ても許可が出ません。

そこで、新築して転居という選択をします。

もともと高木さんご夫妻は、前の家でもよく眠れていたそうです。それでも、究極の寝室を使うようになってから、そのよさを実感しているとのこと。

「なかなか具体的には説明しにくいのですが、布団と枕しか置いていない、本当に寝るためだけの部屋ですし、天井が真っ黒なのでほかのことをしようという気持ちにはならず、すぐに眠ることができます」

奥さんは、究極の寝室で2人のお子さんと一緒に寝ています。

「子どもは2人とも寝相が悪いんですけど、よく眠れています。**娘はかゆみに悩まされることもなくなり、朝方にゲホゲホやっていたのもなくなりました。**赤いポツポツも、もうありません」

「長男は、この家に引っ越してきたときはまだハイハイをしていましたが、以前の家のようにカーペット敷きだったら、すごく気になっていたと思います。カーペットがよだれなどで汚れる一方、長男がダニや食べこぼしなどを吸い込んでいるのではないかと神経質になっていたでしょう」

早いうちからこの家で育ったせいか、長男には発疹やせき込みなどの症状は出ていないそうです。

また、**奥さん自身のアレルギー性鼻炎も、この家に来てからは症状が出ていません**。ただ、よその家を訪ねたときなどには、鼻水が出てしまうことがあるそうです。

「家を買うというのは大きな買い物なので、もしも欠陥住宅のようなものに当たってしまったらショックは大きいですが、この家に関してはまったくの杞憂《きゆう》でした」とご主人。

現在ご主人は、将来は子ども部屋となる部屋を寝室にしていますが、お子さんたちが個室を持つようになったら、究極の寝室を使う予定だそうです。

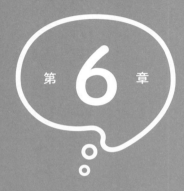

第6章

ぐっすり眠るための7つの裏技を大公開

寝つきが悪いなら7つの裏技を試してみる

●毎日続けられないと意味がいない！誰でも簡単にできる睡眠のコツ

前の章までで、睡眠の大切さとその環境をどう整えるかについて述べてきましたが、そのほかにも、ぐっすり眠るためのテクニックは存在し、いろいろなところで紹介されています。

寝る1～2時間前には入浴を終えておく、3時間前には食事を終えておく、などといったものがその典型です。

しかし実際には、夜遅く帰宅してから食事をして、お風呂に入ってすぐに寝なくてはならないという人もいるでしょう。

よく眠るためにはどうしたらいいのかわかっていても、なかなかそれを実行できない、続けられないのが、多忙な現代人だと思います。

食後の3時間は寝てはいけないからと頑張って起きていて、そのために睡眠時間が足りなくなるようでは、本末転倒です。

そこでこの章では、大人も子どもも今日から始められる、ぐっすり眠るための7つの裏技を紹介します。

これらは、私が究極の寝室を手がける中で見聞きし、実際に私も実践し、すぐに実行できそうだなと思ったものばかりです。

さっそく、どれかひとつでもよいので、今晩から試してみてはいかがでしょうか。

よく眠れる部屋づくりにプラスして、ぜひ習慣にしてください。

眠る前の決まったルーティンが寝つきをよくする

●脳の入眠スイッチをオンにする

究極の寝室でお休みになっている方の多くが、「究極の寝室に入ると入眠スイッチがオンになる」「眠るモードに切り替わる」とおっしゃいます。

寝るためだけの部屋に入ることで、脳が「ここは眠る部屋だ」と無意識のうちに認識し、副交感神経を優位にして、体の睡眠体制を整えるからです。

究極の寝室を使っていない方でも、何らかの「儀式」を用意し、毎日繰り返し実行することで、自然と入眠スイッチがオンになるようにできます。

儀式の内容としては、たとえば、**いつも同じストレッチをする、同じ静かな音楽を聴く、瞑想《めいそう》をする**……などが考えられます。

子どもの場合も、**トイレの後で「おやすみ」とあいさつをする、深呼吸をする、好きな香りをかがせる**など、ちょっとした行動を毎日の習慣にさせることで、自然と体が睡眠に向かうようになるのです。

ユニークなところでは、家の中の観葉植物すべてに「おやすみ」と言うことを入眠儀式にしているご家庭もあるようです。

儀式の内容に決まりはありませんが、運動する、大きな声であいさつする、歌を歌うなど、体を興奮状態にするようなものは避けた方がいいでしょう。

眠りを深くする入浴の方法、シャワーの浴び方

●体を芯まで温めることで睡眠準備完了！

睡眠時間を確保するためにお風呂の時間を短くしようとして、浴槽につからずシャワーだけで済ませる、というのはあまりおすすめできません。

眠りにつくときには、内臓のような体内の深い場所の温度（深部体温）が下がっていくことで、眠気が出る仕組みになっています。

そのため、就寝の1時間ほど前に入浴を終えるのが理想です。

浴槽にしっかりつかると、体の芯から温まって深部体温が上がります。

そして、お風呂から上がると徐々に深部体温が下がっていきます。

この流れによって、体は入浴後1時間ほどで自然に寝る方向へと導かれるのです。


しかし、シャワーだけの場合は体の芯から温まることがないので、深部体温が上がった後に下がるという流れができず、すんなりと眠りにつくことが難しくなります。

その結果、ベッドの上で何分も何十分も、眠れないまま時間を過ごしてしまいがちになるのです。


以上からわかるとおり、浴槽につかって体をじっくり温めた方が、結果として、早く眠りにつくことができます。

ただし、**短時間で温めようとして熱いお湯につかるのは、交感神経を優位にしてしまう**ので避けましょう。

さらに言えば、浴槽につかる時間が短いと、深部体温が上がる前にお風呂から上がることになってしまいます。

もちろん季節によっても多少異なりますが、目安としては**40℃前後のお湯に10分ほどつかる**くらいがいいでしょう。

もし、どうしても**シャワーだけで済ませたいというのであれば、のぼせないように気をつけながら、血管のあつまる首の後ろの部分に集中的にシャワーをあてる**ようにしてみてください。

普通にシャワーを浴びるよりは、熱が体の中まで広がって、多少は深部体温が上がりやすくなります。

眠りの質を変える寝間着の選び方とは

スウェットやジャージではなく、パジャマを用意

寝室をぐっすり眠れる部屋にしたのであれば、せっかくなら寝間着もぐっすり眠れるものにしてはいかがでしょう。

寝間着は、本人が着てみて心地いいと感じるものを選ぶことが大切です。

近頃は、スウェットやジャージを寝間着代わりにするご家庭もありますが、やはり、拘束感のない、ゆったりとしたパジャマを着るのがいいでしょう。

眠っている間は血流をよくすることが大切です。

眠そうな子どもの手を握ってみると、手が通常より温かくなっているのがわかるはずです。

これこそ、手から熱が放射されている証拠です。

眠るときは、体内の熱が血流に乗って手足の先端部や脇の下に集まり、そこから放射されることで、深部体温が下がって眠気を感じるようになるのです。

ドラマなどで、冬山で遭難した人たちが眠くなっているシーンを見かけますが、あれも、体が冷えることで眠くなっているからです。

ですから、血流を邪魔しない、拘束感のないパジャマは、ぐっすり眠るのに最適の寝間着なのです。

また、パジャマはスウェットやジャージと違って、寝るときに着る用途に特化しているため、**パジャマに着替えることで入眠スイッチがオンになりやすくなります。**

こうした工夫をすることで、体はすんなりと睡眠状態に入っていきます。

また、**寒いからといって、靴下の二重履きなどはやめましょう。**締めつけることによって、血流が悪くなる上に、せっかくの開放感を損ねることになります。

さらに、靴下の二重履きをすると、足の先端に集まった熱が靴下にこもってしまい、うまく放熱されない危険性もあるのです。

ここで寝具についても触れておきましょう。シーツの肌触りは「さらっと」がいいか「ふんわり」がいいか――は好みの分かれるところです。

どちらにしても、吸水性がよく、汗をかいても不快にならないものを選ぶようにしましょう。

「眠れない」をなくす上手なスマホやＰＣとの付きあい方

●ブルーライトの光は、夜を朝だと勘違いさせる

第2章で、寝室はカーテン越しに月明かりを感じるくらいの明るさがいい、と書きましたが、光源の種類によっては睡眠の邪魔になるので注意しましょう。具体的には、部屋の中にテレビやオーディオ機器、加湿器や除湿器などが並んでいて、そこで青色のＬＥＤが光っているような状況は、できるだけ避けるべきです。

ブルーライトは、波長で言うと４００㎚（ナノメートル、１㎚は10億分の１ｍ）前後の青い光のことで、赤や黄色の光とは異なり、角膜や水晶体で吸収されずに網膜ま

で到達する、人間にとって刺激の大きな光です。青色のＬＥＤもまさにブルーライトにほかなりません。

こうした光源が寝室にあると、人はリラックスできず、いい眠りも得られません。ブルーライトを夜に浴びると、人間の体はブルーライトを含む明るい光を日中の太陽光だと誤認してしまい、体内時計に作用して睡眠を促すメラトニンの分泌を抑制してしまうため、眠れなくなると考えられています。

寝る1時間前からはスマホやパソコンを使わない方がいいというのも、それらによって得られる情報が刺激的なだけでなく、スマホやパソコンの液晶画面に使われているバックライトに、このブルーライト成分が多く含まれているからでもあるのです。

ですから、寝室のほんのりとした明かりを、青色のＬＥＤや液晶画面から発せられる光に頼るのはよくないのです。フットライトのようなものを灯《とも》すのであれば、暖かみのある色合いの光を選ぶのがいいでしょう。

蒸しタオルで目の疲れをとり、よりリラックスした眠りに

目の疲れが不眠の原因になることも

昔に比べると、私たちの周りには目を刺激するブルーライトが増え、現代人の目は疲れていると言われます。そうした目の疲れが原因で不眠になることがあるのです。

また、ブルーライトを避けたとしても、受験生などは勉強のために目を酷使していますから、眠ろうとして目を閉じても、目の疲れを感じて眠れないこともあるでしょう。

この場合の目の疲れとは、目そのものの疲れではなく、目のピントを合わせる筋肉の疲れを指します。

目のピントを合わせる筋肉は、スマホやパソコンの操作、勉強、読書などで近くのものを長時間見ていると、緊張状態が続くために疲れます。その結果として、全身の血行不良や肩こりなどが引き起こされるといわれています。

さらに、このような**目の筋肉が疲れている状態が、交感神経優位の状況を作り上げ、自律神経の乱れを生み出し、不眠の原因になる**ことがあるのです。

そのため、目のピントを合わせる筋肉をリフレッシュさせることが大切です。

そこで有効なのが、蒸しタオルです。閉じた目の上に蒸しタオルを乗せることで、目のピントを合わせる筋肉の緊張がほぐれ、副交感神経が優位になり、リラックスできて、自然な眠りが訪れやすくなります。

蒸しタオルは、水で濡らしたタオルを電子レンジ（500W）で1分間加熱（ヤケドには注意）することで、簡単に作れます。面倒なときは、目の周りを温める市販のアイマスクを使ってもよいでしょう。

「起きなさい」は逆効果！　光と音楽で極上の目覚めを手に入れる

●爽快な目覚めにつながる起こし方

朝は自然に目が覚めるのが理想的――とはいえ、実際にはなかなかそうもいきません。

学校に遅刻しないように子どもを起こすことが、親御さんの大事な仕事となっているご家庭も多いでしょう。

声をかけて起こす、体を揺すって起こすというのが一般的かもしれませんが、一番よいのは「光で起こす」ことです。

その理由は、すでに何度か述べてきたとおり、太陽の光を浴びることで体が覚醒しようとするからです。

ですから、起こすべき時刻になったら、**まずはカーテンを開けてあげましょう**。

親御さん自身が起こすことが難しい場合には、時間になると太陽光と同じ光の成分のライトがつく、目覚まし時計ならぬ「目覚ましライト」を使う手があります。あるいは、タイマーを設定しておくと自動的にカーテンを開けてくれるグッズを使うのもいいでしょう。

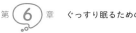

光だけでは心配な場合は、これもタイマーで、**日本語詞の楽曲やラジオ番組がかかるようにしておきます**。

睡眠中に日本語が聞こえてくると、それを理解しようとして脳が働き出すので、それによって目覚めることができるからです。

また、**イライラしながら「早く起きなさい！」などと声を荒らげて起こすのはできるだけ避けましょう。**

朝起きるという行為そのものがつらくなり、ますます起きられなくなります。

気持ちはわかりますが、声をかける場合は、「起きたら、今日の朝ごはんは○○ちゃんの好きな卵かけご飯だよ」など、起きるとどんなよいことがあるのかを語りかけましょう。

毎日そうやって起こすことで、朝起きることがポジティブな行為だという印象が脳に刷り込まれ、声をかければすぐに起きられるようになるのです。

朝の1杯のみそ汁と卵かけご飯が、夜の寝つきをよくする

卵かけご飯とセットで効果倍増

朝食をとる子は、睡眠時間が長いとも、成績がいいともいわれています。

どんなに忙しいときでも、朝ごはんはできるだけ食べさせるようにしましょう。

そして、**時間がなければ、インスタントでもいいのでみそ汁を1杯飲ませるのがおすすめ**です。

なぜなら、大豆が無理なく摂取できるからです。

大豆には、トリプトファンという必須アミノ酸が多く含まれています。

このトリプトファンは、体内でセロトニンに変わります。

セロトニンは、目が覚めてから時間がたって夜になると、メラトニンに変わり人を眠くさせます。

つまりトリプトファンは、寝る時間になった頃に、ちょうどよいタイミングで人を眠くさせる、天然の睡眠導入剤のような役割を果たすのです。

トリプトファンからセロトニンに変化するには14時間ほどかかるため、夜にみそ汁を飲んでも睡眠を助ける効果は期待できません。


さて、みそ汁の具としては、同じ大豆製品の豆腐、そしてわかめがおすすめです。

トリプトファンからセロトニンやメラトニンを合成する際にはマグネシウムが必要となります。わかめにはそのマグネシウムが豊富に含まれているのです。


もう少し時間があるなら卵かけご飯も一緒に食べさせましょう。卵（卵黄）には、セロトニンやメラトニンの合成に必要なビタミンB_6が、たっぷり入っています。

第7章

寝室を変えて家族全員が病気に負けない体になる

あなたがぐっすり眠ることが子どもの幸せにつながる

●親が心身ともに健康なことが、子どもの願い

ここまで、主に子どもの睡眠について解説してきました。

体、心、そして知性の基礎を築く成長期の子どもにとって、十分な睡眠はなくてはならないものです。

もちろん大人であり親であるあなた自身にとっても睡眠の重要性は変わりません。

睡眠は、その日の疲れを取るために欠かせないものです。

睡眠は、記憶の定着のためにも欠かせないものです。
睡眠は、健康を維持し、長く幸せに暮らすために必須です。

そして、**あなたがいつまでも元気で、いきいきしている姿を見せることこそ、一番の安心と喜びを子どもに与える**のではないでしょうか。

しかしながら日本においては、大人も子どもと同様に眠れていません。
第1章で述べたように、日本国民の平均睡眠時間はＯＥＣＤ加盟国中で最も短く、7時間22分です。

さらに、ただでさえ短い睡眠時間が年々、いっそう短くなりつつあります。
1日の平均睡眠時間が、6時間を切る人たちが増えているのです。
こうしたことを、よく眠れていない日本の大人はよく自覚しています。

睡眠に不満がある、と答えた人の割合が9割を超える調査結果もあるくらいです。

それでも、多くの人が睡眠不足や睡眠の質の低さを改善できずにいます。

特に大人の中には、**睡眠負債がたまりすぎていて、すぐにでも解消しないと深刻な病気になりかねない**――という人も少なくありません。


ぐっすり眠る方法は、子どもも大人も変わりません。

寝室をぐっすり眠れる部屋にして、できれば第6章の裏技を試してみてください。

お子さんも、あなたも、おじいちゃんやおばあちゃんも、すべての世代に効果のあるメソッドです。

きっと、これから紹介するようなメリットを享受でき、家族全員がいつまでも健やかに暮らせるようになるはずです。

免疫力を上げて、がん、心筋梗塞、脳卒中のリスクを回避する

●なってから後悔する前に、早めの予防を

三大疾病という言葉をご存じの方も多いでしょう。

これは、日本人の三大死因であるがん、心筋梗塞、脳卒中を指す言葉です。

これらは実は、睡眠と深く関わっています。

まず、がんから説明していきます。

がん細胞は、健康な人の体にも毎日のように生まれています。

ただし、それを免疫細胞が見つけ次第殺してくれることで、がんの発症が抑えられているのです。

この免疫細胞は、副交感神経が優位になっているときに、活性化するといわれています。

特にノンレム睡眠の状態にあるときです。

しっかりと眠り、ノンレム睡眠を確保することは、がんへの抵抗力を養うことにつながります。

心筋梗塞と脳卒中は、血圧が上がり、血管が痛むことによって引き起こされます。

この血管の状態を健やかに保つには、睡眠が重要とされています。

特に成人以降は、年齢を重ねるにつれて血管の老化が進むので、若いときよりも意識してぐっすり眠る必要があるでしょう。

こうした疾患を遠ざけることは、健康寿命を延ばすことにもつながります。

健康寿命とは一般的な寿命とは異なり、心身ともに自立し、健康的に生活できる期間のことです。

心筋梗塞も脳卒中も、たとえ命は助かったとしても、後遺症で手足が動かしづらくなったり、息切れが激しくなったりして、以前と同じ生活を送れなくなる可能性があります。

長生きするならば健康なまま暮らしたい、健康寿命を延ばしたいと考える人は多いでしょう。

だからこそ、健康を気づかう多くの人は食事に気をつけて、定期的な運動も心がけるのだと思います。

ぜひそこに、ぐっすり眠ることも加えてもらいたいと思います。

ぐっすり眠ることが認知症の予防につながる

「5人に1人が認知症」の時代を生き抜く

人の名前をなかなか思い出せないなど、もの忘れがひどくなってきて、「自分は将来ボケるのではないか」と不安を感じている人も多いのではないでしょうか。

厚生労働省が2015年に発表した予測によると、2025年には認知症患者数が700万人前後に達し、65歳以上の高齢者の約5人に1人を占めることになるそうです。

そのひとりにならないためには、いったいどうすればよいのでしょうか。

いろいろなことが言われていますが、効果的な予防法のひとつとして、ぐっすり眠ることが挙げられます。

認知症とは、さまざまな病気が原因で、記憶力などに障害が出る状態の総称です。そして、原因となる病気の中で最も有名なのが、アルツハイマー症候群です。

この病気と睡眠も、実は深く関係していると言われています。

国立長寿医療研究センターなどの研究チームが75歳以上を対象に実施した調査（2018年）によると、**午後11時以降に寝る人の認知症の発症リスクは、午後9〜11時に寝る人の1・83倍もある**とのことです。

アルツハイマー症候群は、アミロイドβタンパク質という物質が脳にたまり、脳の神経細胞を破壊することで発症・進行します。

また、このアミロイドβタンパク質は、深く眠っているときに脳から除去されることがわかっています。

したがって、**よく眠れずに深いノンレム睡眠の時間が短くなってしまうと、このアミロイドβタンパク質が脳にたまりやすくなり、アルツハイマー症候群の発症につながる**のです。

また、2013年にアメリカのワシントン大学の研究班が発表したところでは、寝つきが悪かったり、途中で起きたり、朝早くに目が覚めてしまったりしてぐっすり眠れていない人は、ぐっすり眠れている人に比べてアミロイドβタンパク質の蓄積量が5・6倍にもなるそうです。

日中に増えたアミロイドβタンパク質を、脳内から除去するためには、6時間半以上の睡眠が必要だといわれています。

将来、お子さんに迷惑をかけないためにも、また自分自身が幸せな老後を送るためにも、最低でもそれくらいの時間をぐっすり眠れる部屋で寝るようにしてください。

成長ホルモンたっぷりでいつまでも若々しい肌に

ホルモンたっぷりで美しく

睡眠は、健康だけでなく美容にも大きく影響します。

前述のとおり、主に眠っているときに分泌される成長ホルモンは、眠りについてから4時間以内に訪れる深睡眠《しんすいみん》の際に、最も多く分泌されるそうです。

この**成長ホルモンは、肌を再生し整える役割も担っています**。

このところ寝不足が続いている、というときに肌荒れを実感する方は少なくないのではないでしょうか。

また、肌の美しさには、エストロゲンという女性ホルモンが影響することがわかっています。このエストロゲンが減り、プロゲステロンと呼ばれる黄体ホルモンの量が増えると、顔が脂っぽくなったり吹き出物ができやすくなったりします。

そして、この**エストロゲンの分泌量も、睡眠によって左右される**のです。

睡眠不足になると、エストロゲンなどの分泌をつかさどる脳の部位の働きが鈍くなり、分泌量が減ってしまうのだそうです。

肌の状態に悩み、高価な化粧品を使ったりエステに通ったりしているお母さんは、睡眠を見直してみるといいでしょう。

イライラが解消され子どもに優しくなれる

●子どもは機嫌のいい親が大好き

「子どもは元気に育ってくれればいい」

「毎日、楽しそうに機嫌よく暮らしてほしい」

そう考える親御さんは実に多くいます。

それが親の愛情というものでしょう。

そして、子どもも、親がいつも元気で機嫌がいいことを願っています。

もしも親御さんの体調や機嫌が悪ければ、甘えたいときに甘えることができません。親も自分に余裕がないと、些細《ささい》なことが気になって、つい大声を上げてしまったりしがちです。

そして、**寝不足になるとイライラしたり判断力が鈍ったりするのは、子どもと一緒です。**

そんな状態で子どもに接すると、些細なことで怒るなどして、子どもの心に傷を残したり不信感を与えたりする可能性すらあります。

こうしたことが積み重なると、子どもは親の機嫌をうかがうようになり、叱られるのではないかと常におびえ、思っていることを素直に言えなくなってしまいます。

ぐっすり眠らなければ、子どもも親も不幸です。

親がぐっすり眠って、翌朝を心身ともに元気に迎えていれば、その日一日を、子どもも安心して過ごせます。

また、親が三大疾病や認知症やそのほかの病気になってしまったら、子どもの負担はますます大きくなります。

親がいつまでも健康で元気でいることは、子どもを健康に育てることと同じくらい、子どもにとって大きな財産になります。

ぜひ、自分のためにも子どものためにも、子どもの寝室だけでなく、あなた自身の寝室の環境も整えて、心身ともに元気な毎日を送ってください。

おわりに

私の会社では毎年、クリスマスパーティを開催し、ご自宅を購入または新築してくださったお客様をお招きしています。

ある年のパーティーでのことです。

お客様のひとりに「何かこれからほしいものはありますか?」とおたずねしたところ、お客様からは「これ以上望むものはありません」という答えが返ってきました。

それに続いて、「家族が健康でいられることが何よりの幸せです」とのお言葉でした。

別のお客様には「家からもらった最大の贈り物は?」と質問しました。

その答えは、私たちの想像を上回るものでした。
「我が子です」とおっしゃるのです。

私は1977年に早稲田ハウスを立ち上げて以来、マイホームを手に入れたいというお客様のお手伝いをしてきました。立ち上げた当初に販売していたのは、ごく普通の住宅です。

あるとき社員のひとりから、Aさんというお客様のお嬢さんがひどいアトピーに悩まされている、という話を聞きました。その社員も心を痛めていましたし、私自身も、早く治ればいいなと思いながら何もすることができずにいました。

ところがちょうどその頃、「新居に引っ越してから我が子のアトピーがよくなった」という方の自宅を訪ねる機会がありました。その家は、珪藻土《けいそうど》の壁に無垢板《むくいた》の床でできていました。

私は、どちらかというと疑い深い性格をしています。

「家で健康になる」なんて、どこかインチキ臭く感じられます。

ですから、それまではそういった話を聞いても、信用することなく聞き流していました。

そんなインチキな家を販売したら、これまでのお客様からの信頼も失って倒産するだろう、という危機感もありました。

しかし、アトピーに苦しむお嬢さんを持つAさんというお客様がいること、そして、引っ越しによって息子さんのアトピーの症状がよくなったという方と実際に話をしたことで、もしかすると本当に「家を変えれば健康になる」ことがあるのかもしれない——と考えるようになりました。

そこでAさんに健康志向の家を提案したのです。

私たちの提案を受け入れてくださったAさんが、健康志向の新居に引っ越すと、お嬢さんのアトピーの症状は少しずつ、そして確実によくなっていきました。

この様子を目の当たりにして、私は早稲田ハウスが建てる家をすべて健康住宅にするという決断をしました。

２００７年、早稲田ハウスを創業して30年目のことでした。


その後、世の中は大きく変わりました。運転手の睡眠不足が原因でバスやトラックが事故を起こすというニュースを耳にするようになり、私は、この睡眠不足も住宅で解決できないかと考えるようになりました。

すぐに眠れる寝室、ぐっすり眠れる寝室を提供できれば、こうした事故を減らせるはずだと思ったのです。

そんな思いを抱えていた頃、縁があって、２０１７年銚子電鉄の宿直室に、我々の

「究極の寝室」を提供したのです。

ありがたいことに、駅員の方からは「自宅よりもよく眠れる」「宿直明けの日に眠気を感じにくくなった」といったご感想をいただいています。

交通機関や医療現場の宿直室は、非常に眠りにくい環境だと聞きます。

運転手のみならず、医療や建設業など、睡眠不足が死亡事故に直結する現場で働く人の寝室環境を改善することで、悲惨な事故を少しでも減らせるのではないか――。

これは私の今後の課題だと思っています。

ときを同じくして、睡眠への注目が高まっていました。

睡眠不足は翌日の仕事や勉強の効率を下げるだけでなく、その後の人生を大きく左右することが科学的にもわかってきたのです。

そのため、かつては健康法のテーマとしても食事や運動より軽視されがちだった睡眠の重要性が、広く知られるようになりました。

特に、日本の子どもたちの睡眠が足りていないという事実は、衝撃的でした。

そこで私たちは、それまで推し進めてきた健康住宅に、「究極の寝室」という、最高の眠りを実現する空間を加えた提案をするようになりました。

ただ、お客様の多くは、寝室にコストをかけるくらいならリビングやキッチンにお金をかけたい、と考えがちです。

究極の寝室をおすすめしても、最初は皆さん半信半疑です。

ところが、実際にその究極の寝室を自宅に採用し、そこで寝るようになると、「よく眠れるようになりました」「健康になりました」そして「ありがとう」と例外なくおっしゃいます。

「ありがとう」と言われるときほど、この仕事をしていてよかったと思うことはありません。

また、家を作って売るという仕事でありながら、お客様の健康そして人生にまで深く関われることにも喜びを感じます。

特に、お子さんの心身の状態がよくなったとお聞きすると、涙が出るほど嬉しく思います。

子どもは、これからの社会を担っていく大事な存在です。そんな子どもたちが健康でいきいきと育つことが世の中にとっていかに大切であるか、私が言うまでもないでしょう。ささやかながらそのお手伝いができるのは、とても光栄なことであり、私の方からお客様に「ありがとう」とお伝えしたいくらいです。

この本の執筆を進めるうちに、新しいアイデアも生まれました。

従来の「究極の寝室」は、当社の健康住宅を購入・新築した方だけに提供してきましたが、今後は、すでにあるご自宅の寝室を究極の寝室に変えられる、ＤＩＹキットを販売していきます。

そのため、より多くのお客様に、よりお気軽に究極の寝室を使っていただけることになります。

DIYキットを使って、ご自身やご家族で、ご自宅の寝室を「究極の寝室」へと改善するのです。プロほどは上手に壁の珪藻土が塗れなくても、それはご家族にとって何よりの思い出になるでしょう。飫肥杉《おびすぎ》の無垢板は、一般の方でも扱いやすい長さにカットしてお届けします。

大人の方もお子さんたちも、ひとりでも多くの方に夜はぐっすりお休みいただき、そして人生を楽しく快活に過ごしていただければと願ってやみません。

最後までお読みいただき、ありがとうございました。

金光容徳

元気で賢い子を育てたいなら子どもがぐっすり眠れる部屋を作りなさい

発行日　2019年 2月 4日　第1刷

著者　金光容徳
監修　宮崎雅樹

本書プロジェクトチーム

企画・編集統括	柿内尚文
編集担当	中山景、中村悟志
デザイン	菊池祐（ライラック）
編集協力	片瀬京子
協力	田代貴久（キャスティングドクター）
校正	小暮謙作
イラスト	石玉サコ
DTP	ユニオンワークス
営業統括	丸山敏生
営業担当	池田孝一郎
営業	増尾友裕、熊切絵理、石井耕平、戸田友里恵、大原桂子、矢部愛、綱脇愛、川西花苗、寺内未来子、櫻井恵子、吉村寿美子、矢橋寛子、大村かおり、高垣真美、高垣知子、柏原由美、菊山清佳
プロモーション	山田美恵、浦野稚加、林屋成一郎
編集	小林英史、舘瑞恵、栗田亘、村上芳子、堀田孝之、大住兼正、菊地貴広、千田真由、生越こずえ
講演・マネジメント事業	斎藤和佳、高間裕子、志水公美
メディア開発	池田剛、小野結理
マネジメント	坂下毅
発行人	高橋克佳

発行所　株式会社アスコム

〒105-0003
東京都港区西新橋2-23-1　3東洋海事ビル
編集部　TEL：03-5425-6627
営業部　TEL：03-5425-6626　FAX：03-5425-6770

印刷・製本　株式会社光邦

Printed in Japan ISBN 978-4-7762-1020-7